Dr. med. Astrid Neuy-Lobkowicz

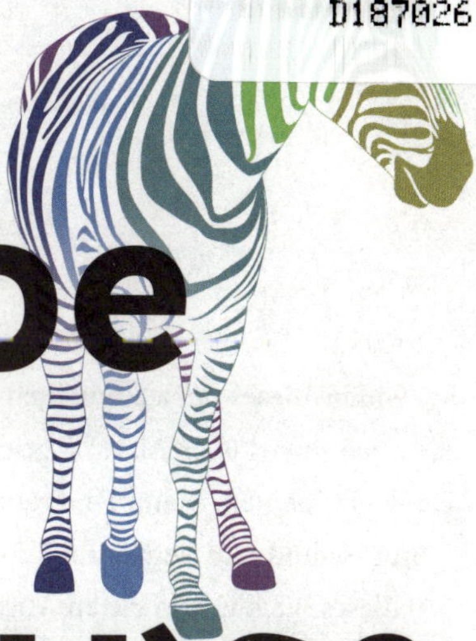

Habe ich AD(H)S?

... und wenn ja, was mache ich Gutes draus?

Ich widme dieses Buch all meinen Patientinnen und Patienten, die mich so viel über AD(H)S gelehrt haben. Mein besonderer Dank gilt meinem Mann Dr. Franz Lobkowicz, der mir immer mit Geduld und Verständnis zur Seite steht und der auch dieses Buch mit so vielen Anregungen und kritischem medizinischem Sachverstand begleitet hat.

Inhalt

Teil III
Mit AD(H)S leben 155

EINLEITUNG

Es ist so oft das Leben, das uns Erfahrungen verschafft. Wir haben dann die Wahl, diese Erfahrungen als Leid oder als Herausforderungen zu sehen, an denen wir wachsen können. Seit nunmehr 30 Jahren beschäftige ich mich mit dem Thema AD(H)S und seit 25 Jahren insbesondere mit AD(H)S bei Erwachsenen. Für mich ist AD(H)S eine spannende Art zu sein. Ich sehe es einerseits als Geschenk, weiß aber aus eigener Erfahrung, dass es auch immer wieder eine Herausforderung sein kann.

Ich bin nicht ganz zufällig mit diesem Thema in Kontakt gekommen. Zwei meiner fünf Kinder sind von klein auf von der hyperaktiven Form von AD(H)S betroffen, ein weiteres von der Mischform. Ich bin unendlich dankbar, dass ich zu einem frühen Zeitpunkt verstanden habe, mit welchen Problemen meine Kinder zu kämpfen hatten, und dass ich sie dadurch immer darin unterstützen konnte, ihre besondere Art zu verstehen und etwas Gutes daraus zu machen. Natürlich, es gab anstrengende und harte Zeiten für uns alle – Tränen, Geschrei, Konflikte und viele Auseinandersetzungen. Doch ich wusste stets, dass meine Kinder mich nie ärgern wollten und auch nicht faul waren, wenn sie auf meine endlosen Bitten hin zum Beispiel mal wieder ihr Zimmer nicht aufräumten. Ich wusste, sie litten erblich bedingt unter Motivationsstörungen und kamen oft nicht in die Gänge.

Woher ich das wusste? Weil ich selbst betroffen war. Ich bin ebenfalls mit hyperaktiver AD(H)S zur Welt gekommen und war zudem oft schnell gelangweilt und durchweg chaotisch. Als Mutter sah ich es plötzlich allerdings zusätzlich von der anderen Seite. Oft genug habe ich mich gefühlt, als wollte ich störrische Kamele antreiben. Ich war regelmäßig zermürbt von den ewig gleichen Diskussionen über die alltäglichsten Dinge, sei es darüber, Hausaufgaben zu machen, das Zimmer aufzuräumen, Familiendienste einzufordern oder Zähne zu putzen.

Heute kann ich sagen, dass meine Kinder für mich großartige Lehrer waren. Sie haben mich dazu gezwungen, Klarheit, Gelassenheit und Struktur zu lernen. Sie haben mich immer wieder herausgefordert, konsequent zu handeln und mich nicht beirren zu lassen. Zudem haben sie mir immer auch einen Spiegel vorgehalten – denn oft genug verlangte ich in meiner Mutterrolle zunächst Dinge von ihnen, die ich selbst nur schwer einhalten konnte (Stichwort Aufräumen). Immer wieder hat die Impulsivität meiner Kinder zudem auch in mir heftige Gefühlsreaktionen hervorgerufen, die ich vorher so bewusst nie wahrgenommen hatte.

Ich habe das Glück, trotz (oder vielleicht auch wegen) meiner hyperaktiven AD(H)S hochfunktional zu sein. Ich habe mein Abitur gemacht und Medizin studiert. Meine Lehrer und Professoren gingen recht unterschiedlich mit meiner Eigenart um. Bis heute bin ich dankbar dafür, dass es mir meine Lehrer in der Schule erlaubt haben, den ganz und gar langweiligen Unterricht zu ertragen, indem ich ihnen allen Norwegerpullover strickte. Unterrichtsstunde um Unterrichtsstunde saß ich da, klapperte mit meinen Stricknadeln und bestand trotzdem jede Klassenarbeit. Im Prinzip hatten meine Lehrer keine Wahl, denn ich wäre sonst vor Langeweile und motorischer Unruhe schlicht ausgeflippt. Heute weiß ich: Ich habe mein Abitur bestanden, weil es mir erlaubt wurde, anders zu sein, und weil meine Lehrer mit meiner ungestümen Art und meiner Spontaneität umgehen konnten.

Auf der Universität war das dann schon anders. Ich habe auch in den Vorlesungen gestrickt. (Wie soll man es auch sonst einen ganzen Vormittag sitzend in einem übervollen Hörsaal aushalten?) Ich weiß noch genau, dass sich ein Kommilitone deshalb einmal über

mich beschwert hat. Ich hätte ihm dafür am liebsten meine Stricknadeln in den Bauch gerammt. Auch der Professor meinte mehr als einmal, dass aus mir wohl nie eine gute Medizinerin würde, wenn ich in der Vorlesung stricke, statt ihm gebannt zuzuhören … Er verstand nicht, dass ich ihm nur zuhören konnte, weil ich strickte. Meine Kinder halfen mir schließlich auch dabei, zu verstehen, warum ich es auch heute noch schaffe, chaotisch zu werden, wenn ich nicht aufpasse, warum ich mir oft zu viel Arbeit auflade oder einfach damit Probleme habe, langweilige Arbeiten zu erledigen. Ohne gute Fachkräfte würde ich keine Steuererklärung zustande bringen und keine Kassenabrechnung machen können. Dafür kann ich aber ganz andere Sachen, zum Beispiel Bücher schreiben, total verrückte Einfälle haben und spontan und intuitiv sein, was vielleicht wiederum andere Menschen nicht so gut können. Mir fallen die lustigsten und unmöglichsten Sachen ein und dank meiner Begeisterungsfähigkeit und meiner spontanen Einfälle erlebe ich nicht selten vollkommen ungewöhnliche Situationen.
Meine jüngste Tochter kann die Geschichte erzählen, wie wir sie in Italien einmal an der Tankstelle vergessen haben. Bis heute treibt sie mir mit dieser Geschichte einerseits die Schamesröte ins Gesicht. Andererseits können wir aber auch herzlich darüber lachen, weil es einfach eine dieser total typischen AD(H)S-Situationen war. Meine Tochter hat im Übrigen keinen bleibenden Schaden davongetragen; vielmehr haben sie sämtliche Tankstellenangestellte so lange mit Eiscreme versorgt, bis es uns gelungen war, die nächste Ausfahrt zu nehmen und zurückzufahren. Die töchterliche Rache besteht seitdem darin, diese ganz und gar unmögliche Geschichte jedem zu erzählen und unser Missgeschick in jeder erdenklichen Situation auszubreiten. Zum Glück konnten wir uns das alles erklären und verzeihen. Und zum Glück konnten wir unsere Gefühls-

ausbrüche, unsere emotionalen Dramen und unsere kreativen chaotischen Verhaltensweisen verstehen und erklären. Wir sind weiterhin eine hochemotionale chaotisch liebevolle Großfamilie. Acht Enkelkinder bereichern das Gefühlschaos mit der ihnen eigenen kindlichen und ungestümen Art mittlerweile zusätzlich.
Ich verdanke meinen Kindern meine Spezialisierung auf AD(H)S bei Erwachsenen. Sie haben mich dazu animiert, mich schon früh intensiv mit dem Thema AD(H)S auseinanderzusetzen. Es ist für mich bis heute immer wieder ein großes Geschenk, dass ich vielen von AD(H)S betroffenen Menschen helfen konnte und immer noch kann. Ich danke all meinen Patientinnen und Patienten, dass ich so viel mit ihnen über AD(H)S lernen durfte. Sie haben mir über all die Jahre einen unendlichen Erfahrungsschatz geschenkt.
Ich schreibe dieses Buch als Betroffene, als Mutter, als Fachärztin und als Dozentin. Ich halte viele Vorträge zum Thema AD(H)S und ich werde nicht müde, auch bei meinen Kollegen, bei Fachärzten und Psychotherapeuten immer wieder darauf zu verweisen, dass AD(H)S das dankbarste Krankheitsbild in der Psychiatrie ist. Bisher ist AD(H)S bei Fachärzten und Psychotherapeuten leider nicht ausreichend in seiner Bedeutung erfasst und verstanden. Es ist überdies immer wieder erstaunlich, dass so viele Menschen eine Meinung zu AD(H)S haben und doch nur wenige auch wirklich Ahnung und vertiefte Kenntnisse besitzen. So wird gerne einmal behauptet, dass AD(H)S eine von der Pharmaindustrie erfundene Krankheit sei oder dass AD(H)S nur durch falsche Erziehung entstehe.
Ich möchte in diesem Buch aufklären, was AD(H)S ist und welche aktuellen Forschungsergebnisse wir zur Entstehung von AD(H)S haben. Ich möchte insbesondere viele Anregungen und Tipps geben, wie man gut mit AD(H)S leben und wie es Menschen mit AD(H)S gelingen kann, ihre Stärken zu stärken und ihre Schwä-

chen zu schwächen. Ich wünsche allen AD(H)S-Betroffenen, dass sie rechtzeitig eine Diagnose erhalten, richtig behandelt werden und einen guten Weg mit ihrem Anderssein finden.
Zu verstehen hilft so sehr dabei, die eigene Lebensgeschichte und all das, was im Leben passiert ist, besser einzuordnen. Zu verstehen hilft auch dabei, sich selbst mehr zu akzeptieren. Und ganz wichtig: Zu verstehen hilft dabei, die AD(H)S-spezifischen Probleme anzupacken und sich anderen besser erklären und eine Gebrauchsanweisung für sich geben zu können.

GEBRAUCHSANWEISUNG FÜR DIESES BUCH

Ich möchte mit diesem Buch eine Art »Betriebsanleitung« für AD(H)S schaffen. Mein Anliegen ist es, dass es AD(H)S-Betroffenen besser gelingt, ihr Potenzial zu leben.
Hierfür habe ich Ihnen in Teil III dieses Buches, »Mit AD(H)S leben«, eine Toolbox mit wertvollen Merksätzen und hilfreichen Tipps zusammengestellt. Mein Tipp: Stellen Sie sich Ihre eigene Toolbox zusammen. Schreiben Sie sich jeden Merksatz, der für Sie hilfreich sein könnte, auf Post-its und legen Sie diese in Ihre persönliche Toolbox oder kleben Sie sie an Orte, an denen Sie sich immer wieder daran erinnern lassen können, etwa an den Badezimmerspiegel oder die Eingangstür. Veränderung lässt sich nicht wie ein Lichtschalter anknipsen. Nicht nur die Erkenntnis ist entscheidend, sondern die tägliche Umsetzung. AD(H)S-Betroffene haben auch meist kein Erkenntnisproblem, sondern ein Umsetzungsproblem. Sie wissen, was sie verändern müssten, aber sehr schnell sind diese Erkenntnisse wieder unmerklich verschwunden und erneut haben sich alte Gewohnheiten ins Leben geschlichen. Ich möchte Sie zu der »Immer-öfter-Strategie« ermutigen. Es wird

nicht alles auf einmal klappen, auch wenn es so einfach erscheint. Nur in der täglichen Übung und mit der Nachsicht, dass Rückschritte und Rückfälle zum Leben dazugehören, werden Sie Ihre AD(H)S in den Griff bekommen. Das Buch soll Ihnen dabei helfen, alte dysfunktionale Gewohnheiten durch bessere Gewohnheiten zu ersetzen, mit denen Sie ein erfolgreicheres und glücklicheres Leben für sich selbst erschaffen können. Was Sie dazu brauchen, sind Geduld, freundliche Beharrlichkeit und Verständnis für Ihr Anderssein.

AD(H)S zu haben, bedeutet, dass viele Plagegeister durch das Leben der Betroffenen spuken und in jeden Bereich ordentlich hineinfunken können. Es geht darum, diese Plagegeister zu entpersonalisieren. Dieses Buch soll Ihnen dabei helfen, Ihre Perspektive zu wechseln: weg von »Ich bin unfähig« und hin zu »Ich habe AD(H)S und habe es bisher nicht gewusst«. Es ist nicht Ihr Scheitern, mit dem Sie Freundschaft schließen können, sondern Ihre neurobiologische Besonderheit. Nicht Sie sind verantwortlich für all die Niederlagen und das Scheitern, sondern Ihre AD(H)S hat Ihnen viele Probleme bereitet. Die Anregungen in diesem Buch werden Sie dabei unterstützen, nicht weiter gegen sich zu kämpfen, sondern zu lernen, sich zu akzeptieren. Sie werden lernen, sich dafür wertzuschätzen, dass Sie nie aufgegeben haben und dass Sie jetzt wissen, warum Sie so viele Schwierigkeiten in Ihrem Leben hatten.

Je besser Sie die AD(H)S-Plagegeister kennenlernen, desto besser wird es Ihnen gelingen, sie in Schach zu halten. Je mehr Sie AD(H)S auch als Geschenk begreifen können, desto besser werden Sie die Stärken der AD(H)S nutzen können. Je mehr Sie in der Lage sind, mit AD(H)S Frieden zu schließen, und je mehr es Ihnen gelingt, den täglichen Kampf mit AD(H)S zu beenden, desto glücklicher und erfolgreicher werden Sie sein.

Dazu ist es notwendig, dass Sie Ihr negatives Selbstkonzept über Bord werfen. Versuchen Sie, AD(H)S als große Herausforderung zu sehen. Sie können AD(H)S nicht einfach loswerden. Es gehört zu Ihnen, und es wird Sie für den Rest Ihres Lebens begleiten. Sehen Sie es als Herausforderung, mit den Karten, die Sie bekommen haben, ein gutes Spiel zu spielen. AD(H)S bedeutet keine schlechten Karten fürs Leben, es sind nur schwierige.
Sie werden auf Ihrem Weg auf viele Hindernisse treffen. Lassen Sie sich nicht davon entmutigen, dass Ihnen der AD(H)S-Plagegeist in Ihrem Leben immer wieder begegnen wird. Ich wünsche Ihnen eine gehörige Portion Humor – denken Sie daran, dass niemand verrücktere Situationen erlebt und mehr Katastrophen produziert als AD(H)S-Betroffene. Andererseits hat kein anderer Mensch diese Stehaufmännchenqualitäten und die Fähigkeit, aus total verrutschten und misslungenen Situationen wieder aufzustehen wie der Phönix aus der Asche.
Ich bin immer wieder tief beeindruckt über die Kreativität der AD(H)Sler in Bezug auf Problemlösungen. Sie sind Master of Disaster, aber es wird mit ihnen nie langweilig und ihre Originalität und Kreativität hat auch einen großen Zauber. Sie sind innovativ, manchmal wahre Ideenmaschinen. Oft sind sie selbst erstaunt über ihre Geistesblitze. Auch haben sie ein großes Improvisationstalent. Sie haben häufig eine gute lebenslange Übung darin, ihre eigenen Versäumnisse, Vergesslichkeiten und Unterlassungen in originelle Darstellungen zu verpacken.
Ich persönlich habe bei dem Thema AD(H)S ganz viel über mich selbst gelernt und ich weiß auch, dass es immer wieder bestimmte Themen gibt, die in meinem Leben auftauchen. Ich würde meine AD(H)S aber nie hergeben, denn damit habe ich auch ganz besondere Fähigkeiten, die mein Leben sehr bereichern.

Teil I
AD(H)S verstehen

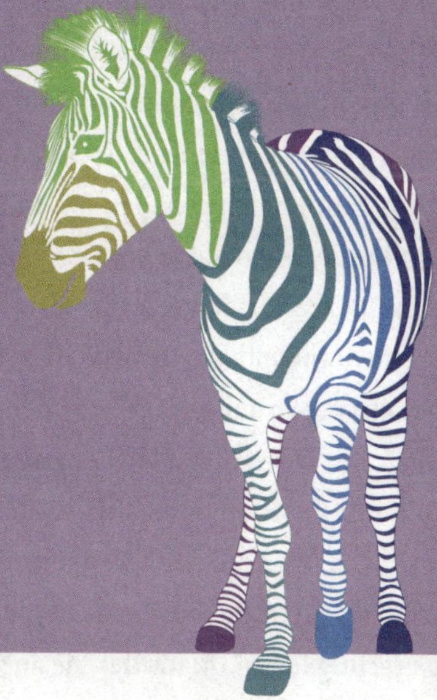

Das erwartet Sie in Teil I:

→ Sie lernen die Kernsymptome, Besonderheiten und Begleiterkrankungen der AD(H)S kennen.

→ Sie erhalten Einblick auf die positiven Seiten und Stärken der AD(H)S-Betroffenen.

→ Sie machen einen Ausflug in die Steinzeit.

→ Sie erfahren, wie sich AD(H)S im Laufe des Lebens bei Betroffenen zeigt.

Was ist AD(H)S?

Fangen wir mit dem Positiven an: Was macht AD(H)S-Betroffene besonders? Sehr viel! Sie sind keine Spießer, sondern Individualisten, die sich immer wieder neu erfinden. Die Stehaufmännchenqualitäten sind ihre Resilienz. Sie sind schillernde Persönlichkeiten mit vielen Facetten. So sind sie selbst immer wieder erstaunt über all ihre Einfälle, Handlungen und Gefühle, die sich Ausdruck verschaffen. Sie können sich spontan begeistern für Dinge, die sie nicht für möglich gehalten haben, und überraschen sich selbst damit immer wieder. Sie können wirklich für eine Sache brennen und dann Berge versetzen. Kaum jemand kann hartnäckiger an einer Sache dranbleiben, wenn sie diese wirklich interessiert. Sie leben belohnungsorientiert und mit dem unbändigen Willen, ihre Bedürfnisse befriedigt zu bekommen. Das Leben soll Spaß machen, und nur für Spaß lohnt sich Anstrengung. Es ist ein Leben im Hier und Jetzt, und nicht auf Vergangenheit und Zukunft ausgerichtet. AD(H)S-Betroffene haben einen hohen, manchmal übersteigerten Gerechtigkeitssinn, für den sie auch bereit sind, zu kämpfen. Dabei scheuen sie nicht davor zurück, sich für andere einzusetzen. Sie fragen sich zwar oft nicht, ob auch andere ihre Vorstellung von Gerechtigkeit unterstützen, aber sie führen ihren Kampf mit Mut und Einsatz. AD(H)S-Betroffene sind risikofreudig und furchtlos und können Grenzen ausloten, manchmal unter Einsatz ihres Lebens. Dabei können sie einen erstaunlichen Wagemut und Eifer entwickeln, wenn es darum geht, die Grenzen des eigenen Potenzials auszuschöpfen. Sie sind die Extremsportler, die Abenteurer, die Revolutionäre. Sie sind die Freidenker. Sie können ein unglaubliches Durchhaltevermögen aufbringen, wenn die Ziele spannend sind

und die Belohnung attraktiv. Sie sind dann auch bereit, zu kämpfen und Opfer zu bringen.
Auch haben sie oft eine besondere Sicht auf die Welt. Sie nehmen andere Dinge wahr als ihre Mitmenschen, und sie nehmen andere Perspektiven ein. Eigentlich braucht jedes Unternehmen AD(H)Sler. Sie sind die Ideengeber, können »out of the box« denken, brennen für Neues und Aufregendes, sind Trendscouts. Sie können sich immer wieder neu erfinden, improvisieren und sich für neue Aufgaben und Ideen begeistern. Wahrscheinlich waren sie schon in der Mehrzahl unter den ersten Auswanderern nach Amerika, denn wer sonst sollte schon damals den Mut gehabt haben, sich auf ein klappriges Schiff zu begeben, um irgendwo im Niemandsland an Land zu gehen, ohne zu wissen, was sie dort erwartet?
AD(H)S-Betroffene haben oft eine unbändige Kraft. Allerdings können sie diese Kraft nicht immer effektiv einsetzen. Es ist, als würde man einen Porsche-Motor in einen kleinen Polo einbauen. Wird dann das Gaspedal betätigt, heult der Polo auf und gibt sein Bestes – stellt jedoch schnell fest, dass der Porsche-Motor einfach zu viel Power hat. Dieser Polo ist weder auf so viel Speed eingestellt, noch hat er die nötige Bremsleistung.
AD(H)S-Betroffene haben oft großen Einfallsreichtum und eine beeindruckende Erfindungsgabe. Ihr assoziativer Denkstil kann sehr intuitiv und kreativ sein. Im Gegensatz dazu fällt ihnen lineares und analytisches Denken schwer. Ihre Intuition kann genauso beeindruckend sein wie ihre Fähigkeit zur Improvisation. Dies gilt auch für Ausreden, in denen sie Meister sind, wenn mal wieder etwas danebengegangen ist. Ihre Flexibilität ist groß, es gelingt ihnen immer wieder, sich, auf neue Situationen einzustellen, sich neu zu erfinden. AD(H)Sler sind oft getrieben, auf der ständigen Suche nach Abwechslung, Erregung, Spannung und Herausforderung.

Mit dem Mittelmaß sind sie unzufrieden. Sie suchen nach der allumfassenden Lösung. Die Suche nach der Lebensformel und dem immerwährenden Glück ist leider meist nicht erfolgreich. Sie bleiben trotzdem bei der Überzeugung: Genug ist nie genug.
AD(H)Sler sind oft gute Katastrophenmanager, denn wenn die Hütte brennt, können sie mit klarem Verstand gute Entscheidungen treffen. In monotonen Situationen können sie dann eher kopflos werden und darüber nachsinnen, wie sie wieder Action in ihr Leben bringen können. AD(H)S-Betroffene haben eine erstaunliche Bandbreite an Gefühlen, die ganz schnell wechseln können. Das Gleiche gilt für ihr Selbstvertrauen. In einem Moment fühlen sie sich unbändig stark und glauben, alles erreichen zu können. Im nächsten Moment ist das Selbstwertgefühl wie ein Taschenmesser zusammengeklappt. Dann überkommt sie die Überzeugung, dass sie im Leben noch nie etwas erreicht haben oder dass sich die Welt gegen sie verschworen hat. AD(H)S-Betroffene sind immer wieder für Überraschungen gut. Sie handeln spontan und unkonventionell. Sie schaffen oft das Unerwartete, sowohl im negativen als auch im positiven Sinne.

Die typischen AD(H)S-Kernsymptome

- ✔ Aufmerksamkeits- und Konzentrationsstörung; erhöhte Ablenkbarkeit, Sprunghaftigkeit
- ✔ innere Unruhe und Getriebenheit
- ✔ Chaos, desorganisierte Arbeitsweise

- ✔ Schwierigkeiten, Dinge zu planen, Entscheidungen abzuwägen, aus Erfahrungen zu lernen
- ✔ Priorisierungsprobleme, das heißt Unfähigkeit zu sehen, was wichtig und was unwichtig ist; Schwierigkeiten, den Überblick zu behalten
- ✔ Vergesslichkeit
- ✔ Motivationsstörung, vor allem dann, wenn etwas keinen Spaß macht; »Aufschieberitis«; Aufgaben werden nicht zu Ende gebracht
- ✔ Leben im Hier und Jetzt, ohne die Konsequenzen der eigenen Handlungen zu bedenken
- ✔ mangelnde Selbstdisziplin und Zuverlässigkeit; wichtige Sachen werden nicht angepackt, stattdessen liegt der Fokus auf kurzfristigem Spaß
- ✔ falsche Zeiteinschätzung, Probleme mit Pünktlichkeit
- ✔ schnelle Stimmungswechsel, emotionale Dysregulation
- ✔ hohe Sensibilität für Kränkungen und Ablehnung
- ✔ Betroffene fühlen sich schnell angegriffen und können dann impulsiv reagieren und die Kontrolle über ihre Gefühle verlieren
- ✔ Ungeduld, Betroffene wollen sofort immer alles
- ✔ instabiles Selbstwertgefühl, Selbstzweifel
- ✔ hoher Gerechtigkeitssinn
- ✔ daraus resultierend Schwierigkeiten mit Mitmenschen und berufliche Probleme
- ✔ erhöhtes Risiko, im Laufe des Lebens weitere körperliche und seelische Begleiterkrankungen zu entwickeln

DIE DREI AD(H)S-TYPEN

Es gibt verschiedene Typen von AD(H)S im Erwachsenenalter. Der hyperaktive Typ ist den meisten bekannt.

AD(H)S steht für ...

... Aufmerksamkeitsdefizit-/(Hyperaktivitäts)störung und bezeichnet im Vergleich zu neurotypischen Menschen eine Verhaltensstörung, die durch Auffälligkeiten in Bezug auf Aufmerksamkeit und Konzentration, Impulsivität sowie körperliche Unruhe gekennzeichnet ist.

DER HYPERAKTIVE TYP

Während ein Kind mit der hyperaktiven Form von AD(H)S noch der klassische Zappelphilipp ist, nicht still sitzen und sich nicht an Regeln halten kann, zeigt sich die Symptomatik bei Erwachsenen diskreter. Sie haben gelernt, sich zu beherrschen, behalten aber ihre innere Unruhe, ihr Getriebensein, das Gefühl, unter Strom zu stehen und nicht abschalten zu können, bei. Man bemerkt die Hyperaktivität oft nur noch an dem Wippen der Füße oder an den Fingern, die ständig in Bewegung sind und an irgendetwas herumspielen. Hyperaktive Erwachsene müssen häufig herumlaufen, weil sie Ruhe nicht aushalten. Warten zu müssen oder im Stau zu stehen, fällt ihnen richtig schwer. Sie kritzeln oder malen, wenn ihnen langweilig wird, oder brauchen etwas zum Spielen, um ihre nervöse Unruhe zu verbergen. Viele leiden unter nächtlichem Zähneknirschen, weil sie auch im Schlaf immer noch so viel Anspannung haben. Manche kauen Fingernägel, reißen sich die Haare aus oder müssen dauernd Pickel ausdrücken. All das ist Ausdruck ihrer inneren Anspannung. Im Kindes- und Jugendalter ist die hyperaktive AD(H)S bei Jungen deutlich häufiger als bei Mädchen. Weil er für Mitmenschen auffälliger ist, wird dieser Typ auch öfter diagnostiziert.

DER UNAUFMERKSAME TYP

Weniger bekannt, aber trotzdem bedeutend, ist der unaufmerksame Typ der AD(H)S. Im Kindes- und Jugendalter zeigt sich diese Form häufiger bei Mädchen, wird jedoch oft nicht erkannt, was weitreichende Folgen für die Betroffenen hat. Unaufmerksamkeit, erhöhte Ablenkbarkeit und Antriebsstörungen sind unauffällig. Die Betroffenen wirken verträumt, uninteressiert und erschöpft. Sie driften mit ihrer Aufmerksamkeit ab, ihre Gedanken wandern, sie verlieren sich in Tagträumen, leben in der Welt von Fantasy, gelesenen Büchern oder Serien und scheinen so manchmal nicht richtig hier auf dieser Welt zu sein. Oft sind sie auch zu langsam und umständlich. Sie brauchen lange, um Entscheidungen zu treffen. Wenn sie in ihren eigenen Traumwelten leben, bekommen sie vieles um sie herum gar nicht mit. Dadurch sind ihre Aufnahmefähigkeit, ihre Konzentration und damit natürlich ihre Leistungsfähigkeit erheblich beeinträchtigt. Sie sind in der Schule oft brav, schüchtern, zurückgezogen und viel zu langsam. Bis sie die Situation richtig erfasst haben, ist sie schon vorbei. Das, was sie gerne gesagt hätten, fällt ihnen zu spät ein. Sie können sich oft auch schlecht zur Wehr setzen und sich nicht gut selbst behaupten. Ihre Leistungen sind schlechter, als es ihrem Potenzial entspricht. Sie neigen dazu, sich schneller zurückzuziehen und zu resignieren. Im Laufe des Lebens ist ihr Risiko für die Entwicklung von Depressionen und Ängsten besonders hoch.

Fehlende Diagnose bei vielen Frauen

Der unaufmerksame Typ hat eine hohe Relevanz, weil er eher unbekannt ist und nicht so eindeutig erkannt wird wie der hyperaktive Typ. Da er vermehrt Frauen betrifft, werden Frauen deutlich seltener auf AD(H)S diagnostiziert, wodurch ihnen eine wertvolle Therapieoption entgeht. Im Erwachsenenalter fallen diese Frauen oft mit Depressionen oder Angststörungen auf – die darunter liegende AD(H)S wird dann erneut weder erkannt noch richtig behandelt.

DER KOMBINIERTE TYP

Im Erwachsenenalter sehen wir am häufigsten den Mischtyp aus hyperaktivem und unaufmerksamem Typ. Jeder AD(H)S-Betroffene hat seine ganz individuelle AD(H)S. Der eine hat mehr Probleme mit der motorischen Unruhe, der nächste mit Impulsivität, ein anderer mit Unaufmerksamkeit. Die jeweilige Ausprägung der Kernsymptomatik der AD(H)S ist höchst verschieden und kann im Laufe des Lebens auch wechseln. So kann ein hyperaktiver AD(H)Sler im späteren Leben durchaus vorwiegend eine AD(H)S des unaufmerksamen Typs haben und umgekehrt. Warum das so ist, ist unbekannt.

DIE KERNSYMPTOME EINER AD(H)S

Schauen wir uns nun einmal die bereits erwähnten AD(H)S-Kernsymptome im Detail an.

AUFMERKSAMKEITS- UND KONZENTRATIONSSTÖRUNG

AD(H)S-Betroffene tun sich schwer damit, längere Zeit konzentriert zu bleiben. Das gilt besonders für Routineaufgaben und tägliche

Pflichten. Es fällt ihnen ungeheuer schwer, sich mit Aufgaben zu beschäftigen, die sie langweilig finden und die keine sofortige Belohnung versprechen. Man kann es so erklären, dass AD(H)S-Betroffene den Scheinwerfer ihrer Aufmerksamkeit nicht lange auf etwas richten können, was sie nicht wirklich fesselt. Unglücklicherweise betrifft das recht viele Aufgaben am Tag. Der Scheinwerfer der Aufmerksamkeit ist, bildlich gesprochen, auf einem wackeligen Kugelgelenk montiert und bei der kleinsten Ablenkung bewegt sich dieser Scheinwerfer in Richtung des neuen Reizes. Wir nennen das auch Reizoffenheit. Jeder neue Reiz der Außenwelt, sei er auch noch so unwichtig, führt zu einer sofortigen Ablenkung. Tätigkeiten werden so immer wieder unterbrochen und oft nicht bis zu Ende ausgeführt. Dadurch kommt es zudem zu Vergesslichkeit, Sprunghaftigkeit und Zerstreutheit, was bei Kindern zu Schulproblemen und bei Erwachsenen zu Problemen am Arbeitsplatz führen kann. AD(H)Sler springen also ständig mit ihrer Aufmerksamkeit hin und her. Sie bemerken es meist nicht einmal, denn sie kennen es nicht anders. Sie machen deshalb viele Flüchtigkeitsfehler. Selbst wenn sie einen guten Gedanken haben, kann dieser sofort von einem neuen unwichtigen Gedanken verdrängt werden und es gelingt AD(H)S-Betroffenen dann oft nicht mehr, sich an den wichtigen Gedanken zu erinnern. Trotz guter Intelligenz kann es aufgrund dessen sein, dass AD(H)S-Betroffene weit unter ihren Möglichkeiten bleiben. Es werden oft deutlich schlechtere Schulabschlüsse erzielt, als dies mit ihrer Intelligenz möglich gewesen wäre. Manchmal wird nicht einmal ein Schulabschluss erreicht, was die Lebenskarriere maßgeblich beeinträchtigt. Es fällt den Betroffenen schwer, Wissen gezielt abzurufen, und so bringen sie inkonstante Leistungen. Ihr Gehirn speichert nicht zuverlässig ab und gibt auch nicht zuverlässig gelerntes Wissen wieder preis.[1]

Aus der Praxis

Mia möchte für ihre Klausuren lernen, aber sie schafft es nicht länger als zehn Minuten bei der Sache zu bleiben. Sie muss immer wieder aufstehen, sich einen Kaffee machen, auf die Toilette gehen, schauen, was in den sozialen Medien gepostet wird, oder zum Kühlschrank laufen und sich etwas zu essen zu holen. Zudem nervt es sie, dass der Nachbar dauernd bohren muss. »Die Baustelle, wie lange gibt es die eigentlich schon?«, denkt sie sich. »Der könnte doch auch abends bohren. Die Kita nebenan wird auch immer lauter. Warum müssen Kinder denn so laut schreien? Machen die denn heutzutage keinen Mittagsschlaf?« Immer wieder versucht sie anzufangen, verliert aber den Fokus – und schon schaut sie wieder etwas im Internet nach, was gar nicht mit ihrer Klausur zu tun hat. Immer wenn sie versuchen will, sich auf ihr Thema zu konzentrieren, fallen ihr tausend Sachen ein und ihre Gedanken hüpfen von einem Thema zum nächsten: »Gestern Abend, wie hat Paul das gemeint, als ich mit ihm diskutiert habe? Irgendwie war Lina schlecht drauf, habe ich etwas falsch gemacht? Mit wem könnte ich mich eigentlich heute Abend treffen? Ach ja, Mama habe ich auch schon lange nicht mehr angerufen. Das letzte Mal hatten wir so eine komische Stimmung, warum war das eigentlich so? Heute regnet es schon wieder. Blöd, ich wollte doch Sport machen ...«

Spontan können AD(H)S-Betroffene eindrucksvolle »Geistesblitze« und Erkenntnisse haben, aber auf Knopfdruck will das AD(H)S-Gehirn nicht arbeiten. Es ist oft ein Anarchist, es möchte sich nicht an Regeln halten, nicht einfach funktionieren. Die Stärke der AD(H)S-Gehirne liegt in der Spontaneität, die manchmal an Genialität grenzen kann – nur halt leider nicht dann, wenn es notwendig wäre.

Erstaunlich ist, wie hervorragend sich AD(H)S-Betroffene auf etwas konzentrieren können, wenn es sie interessiert. Hier können sie Höchstleistungen erbringen. Man fragt sich oft, wieso manche schwierigen Dinge so brillant gelingen und so einfache, aber uninteressante Dinge einfach nicht bewältigt werden. So schwanken AD(H)Sler nicht selten zwischen Null-Bock-Haltung, intellektuellem Tiefflieger, intellektuellem Überflieger und Workaholic.
AD(H)S-Betroffene lassen sich aber nicht nur leicht vom dem ablenken, was um sie herum passiert, sondern auch von ihren eigenen Gedanken: Die hüpfen und springen nämlich ständig in ihrem Kopf herum. Manche Betroffene fühlen sich dann, als hätten sie »Spaghetti im Kopf«, andere haben Gedankennebel. Beides verhindert einen klaren Gedanken. Das kann sich regelrecht zu einem »neuronalen Schneegestöber« auswachsen, in dem tausend Gedankenblitze herumflitzen, die nicht zu Ende gedacht werden können. Gedanken poppen auf, enden im Nichts, Unwichtiges schiebt sich in den Vordergrund, sei es das Piepsen eines Vogels, das Ticken einer Uhr oder das Handygespräch eines Unbekannten. Und dabei soll die Bachelorarbeit fertig werden.
Wir sehen: AD(H)S-Betroffene haben keine Reizfilter. Sie nehmen alles gleichzeitig und gleich stark wahr. Das führt dazu, dass sie schnell von Reizen oder auch von Gefühlen überwältigt werden. Wenn zu viel um sie herum passiert und zu viele Eindrücke auf sie einströmen, werden sie schnell reizüberflutet. Das erhöht ihre innere Anspannung, sie können darauf gereizt, kopflos und impulsiv reagieren. Ein Weihnachtsmarkt mit seinen Lichtreizen, Gerüchen, dem Gedränge und verschiedenen Musikquellen kann sie so irritieren, dass sie ausrasten. Viele AD(H)S-Betroffene wissen aber gar nicht, warum sie in diesen Situationen Spannungen entwickeln und gereizt reagieren.

INNERE UNRUHE UND GETRIEBENHEIT

AD(H)S-Betroffene fühlen sich häufig innerlich unruhig und angespannt. Oft fällt es ihnen nicht einmal mehr auf, weil sie es nicht anders kennen, als unter Strom zu stehen und sich getrieben zu fühlen. Immer auf dem Sprung und bereit, sich zur Wehr zu setzen, fällt es ihnen oft schwer, zu entspannen und Ruhe zu finden. Besonders die Hyperaktiven unter ihnen brauchen viel Action und Bewegung.

PRIORISIERUNGSPROBLEME

AD(H)S-Betroffene nehmen Reize gleich wichtig wahr. Das AD(H)S-Gehirn kann nur schwer zwischen wichtigen und unwichtigen Reizen unterscheiden. Das bedeutet, dass AD(H)S-Betroffene oft gar nicht wissen, welche Aufgabe zuerst erledigt werden müsste. Ohne Priorisierung ist es oft schwer, Entscheidungen zu treffen. Wenn alle Argumente gleich wichtig sind, kann man nicht erkennen, welche Kriterien Vorrang haben sollten. Da kann es schon ein Problem sein, sich beim Blick auf eine lange Speisekarte in einem Restaurant für ein Gericht zu entscheiden. Das Besondere an AD(H)S ist, dass das Gehirn zum einen viel mehr Reize wahrnimmt und diese zum anderen ohne Priorisierung verarbeitet. Mit so viel aufgenommener Information kann sich dann das Gefühl des Brainfog einstellen, das Gefühl im Nebel zu stehen.

VERGESSLICHKEIT

Auch auf das Erinnern ist einfach kein Verlass. Vieles wird kurzfristig vergessen, besonders Aufgaben, die man dringend erledigen müsste. Man geht ins nächste Zimmer, um etwas zu holen. Dort weiß man oft nicht mehr, was man holen wollte, oder dass man überhaupt etwas holen wollte. Dann wieder kann man sich an Vorkommnisse glasklar und präzise erinnern, die ganz unwichtig sind. Auch hier ist wieder das Problem, dass nichts verlässlich berechenbar ist. Mancher AD(H)Sler kommt zu der Erkenntnis, dass die größte Unbekannte in seinem Leben er selbst ist. Das stresst nicht nur andere, sondern auch den Betroffenen. Geistesblitze und gute Einfälle verschwinden im Dschungel der vielen Gedanken, wenn sie nicht sofort umgesetzt und aufgeschrieben werden. Die Vergesslichkeit ist Betroffenen oft selbst sehr peinlich. Sie erleben es als schamhaft, wenn sie erneut eingestehen müssen, dass sie etwas einfach wieder verbummelt oder vergessen haben.

MOTIVATIONSSTÖRUNG

AD(H)S ist eine Störung der Planungsfunktionen. Betroffene wissen genau, was sie tun sollten, schaffen es aber nicht, ihre Vorsätze und Pläne in die Tat umzusetzen. Sie schaffen es insbesondere nicht, mit den notwendigen Aufgaben anzufangen. Es ist wie Blei in ihren Gliedern, fast so wie eine unsichtbare Kraft, die sie daran hindert, den ersten Schritt zu tun, um in die Gänge zu kommen. Das nennt man Prokrastination. Es ist so, als würde einem Motor das Getriebe fehlen: All die Kraft wird nicht auf die Räder übersetzt, der Motor heult auf, das Auto bleibt stehen.
Angefangene Dinge zu Ende zu bringen, fällt AD(H)S-Betroffenen ebenfalls schwer. Die letzten 10 Prozent kriegen sie oft nicht fertig. Auch wenn die ersten 90 Prozent super sind, das Werk bleibt unvollendet, nutzt also nichts. Prokrastination und Arbeiten nicht fertigstellen zu können, löst häufig Unmut bei den Partnern und Arbeitskollegen der Betroffenen aus. Sie verstehen nicht, warum alles auf den letzten Drücker erledigt werden muss. Das ist tatsächlich etwas sehr AD(H)S-Typisches, dieser letzte Drücker. Erst wenn die Hütte brennt, kommen AD(H)S-Betroffene in die Gänge.

Sie können sich vorher nicht aufraffen. Das ist einfach so, und man kann es auch neurobiologisch erklären: Es braucht erst ganz viel von den Stresshormonen, die in solchen Situationen ausgeschüttet werden, um die Aktivierung zu bekommen, die zum Anfangen einer Tätigkeit notwendig ist. AD(H)Sler sind deshalb wahre Deadline-Surfer. Oft schaffen sie es gerade noch so, aber nicht so gut, wie sie gekonnt hätten, wenn sie rechtzeitig ihre Arbeiten angefangen und planvoll gehandelt hätten.

MANGELNDE SELBSTDISZIPLIN

Es fällt AD(H)S-Betroffenen schwer, sich selbst zu steuern, Regeln einzuhalten und Vorsätze in die Tat umzusetzen. Sie können sich nur schwer quälen, um eine lang andauernde und unangenehme Arbeit zu Ende zu bringen. Sie können nicht konsequent und mit Ausdauer und Beharrlichkeit bei einer Sache bleiben. Stattdessen unterbrechen sie wichtige Tätigkeiten, um lieber etwas zu machen, das mehr Spaß und Belohnung verheißt.

CHAOS, DESORGANISATION

AD(H)S-Betroffene haben keine innere Struktur und können somit auch nur schwer Ordnung im Außen halten. Alles erscheint ihnen gleich wichtig. Sie können häufig nichts wegwerfen, was durchaus zu einem »Messie-Dasein« führen kann. Das Chaos um sie herum gleicht ihrem inneren Chaos. Sie sind quasi der Inbegriff des Chaos.

Aber auch hier schwanken sie zwischen den Extremen: Sie können beim Aufräumen eine Spur der Verwüstung hinterlassen. Dann aber wieder, wenn sie drohen, im Chaos zu versinken, kann der Perfektionismus ausbrechen und die T-Shirts werden nach der Farbe sortiert und die Teppichfransen werden gekämmt – nur, um Stunden später wieder vor sich auftürmenden Bergen von Wäsche, vollen Mülleimern und Niemandslandschreibtischen zu kapitulieren. Chaos und Perfektionismus können sogar nebeneinander bestehen, etwa wenn der AD(H)Sler für sich selbst Perfektionszonen absteckt, in denen er von seinen Mitmenschen zwanghaft kleinliche Ordnung einfordert. Einen Meter daneben kann es dann sein, dass man von dem Inhalt einer sich öffnenden Schranktür fast erschlagen wird, weil so viel hineingestopft wurde.

AD(H)Sler bringen es fertig, Discounterprospekte vom vorletzten Jahr aufzuheben, aber wichtige Prüfungsunterlagen ihrer Universität aus Versehen wegzuwerfen. Sie können im Inneren ihres Autos die Situation eines fahrenden Mülleimers haben, aber außen sich um jeden kleinsten Kratzer liebevoll kümmern. Sie können große spannende Projekte vollenden und dabei Höchstleistungen erbringen und sich gleichzeitig im langweiligen Alltag in einer Telefonzelle verirren.

MANGELNDES ZEITGEFÜHL UND UNPÜNKTLICHKEIT

AD(H)S und Zeit ist ein besonderes Problem. Zeit ist für AD(H)Sler ein dehnbarer Begriff. Zeit kann endlos gedehnt erlebt werden. Zwei Tage können sich anfühlen wie Monate. Andererseits kann in einem Hyperfokus Zeit extrem verdichtet erlebt werden. AD(H)Sler können oft die Zeit nicht richtig einschätzen. Ein klassischer Gedanke ist: »Wie lange ist eine halbe Stunde, und was kann ich in dieser Stunde noch alles tun? Jede Menge!« Betroffene packen zu viele Aufgaben in eine zu kurze Zeitspanne und schon sind sie wieder zu spät. Auch Erinnerungen auf einem imaginären Zeitstrang einzuordnen, fällt ihnen schwer: »War das vor zwei Monaten oder schon letztes Jahr? Ist Opa vor einem oder vor fünf Jahren gestorben?« Zeit ist in der Wahrnehmung AD(H)S-Betroffener keine Konstante, sondern umgebungs- und situationsabhängig – ganz sicher aber nicht verlässlich einzuordnen. Das ist einer der Gründe, warum sie dauernd zu spät sind.

IMPULSIVITÄT UND SCHNELLE STIMMUNGSWECHSEL

AD(H)S-Betroffene handeln blitzschnell aus dem Bauch heraus und damit manchmal schneller, als sie denken können. Hinterher bedauern sie ihr Verhalten oft, weil sie dann erst sehen, dass sie andere tief verletzt haben. Das wollen sie gar nicht. Ihre heftigen Gefühle entstehen aus ihrer Wahrnehmung heraus. Sie fühlen sich gekränkt, verletzt, angegriffen, missachtet oder zu kurz gekommen. Sie bekommen in diesem Augenblick ihre heftigen, überschießenden Gefühle nicht unter Kontrolle. Es fehlt ihnen die Bremse, mit der sie ihr Fühlen und Handeln regulieren und angemessen und sozialverträglich abbremsen könnten. Stattdessen können sie oft weder Gefühle noch Handlungen steuern. Sie handeln spontan und ohne nachzudenken. Sie hauen ihre Gefühle einfach heraus und sprechen das aus, was sie denken. Manchmal auch nach dem Motto: »Woher soll ich wissen, was ich denke, bevor ich es gesagt habe?« Wichtig dabei zu wissen ist, dass AD(H)S eine Störung der Gefühlskontrolle und der Steuerungssysteme ist. Oft haben AD(H)Sler zwei Gesichter. Man kann alles von ihnen haben, sie sind sehr einfühlsam und unterstützend, wenn sie gut gelaunt sind. Sie können sich aber innerhalb von Sekunden in einen »Hitzeblitz« verwandeln und völlig ausrasten, wenn sie sich verletzt und angegriffen fühlen. Das nennt man emotionale Dysregulation. Wenn AD(H)S-Betroffene unter Druck oder Stress stehen oder sie sich zum Beispiel ungerecht behandelt fühlen, können sie auch gnadenlos ihre Gefühle in die Welt schleudern. Dann können alle anderen nur alles falsch machen, und die Bombe entzündet sich von selbst. Der

Kollateralaschaden kann dann beträchtlich sein. »Selbstverteidigung« nennen das Betroffene dann. Ich nenne diesen Zustand »Mimose mit der Holzkeule«: extrem empfindlich im Einstecken, aber heftig im Austeilen, wenn man sich ungerecht behandelt oder angegriffen fühlt.
AD(H)S-Betroffene können also explosive Tretminen sein, die, für ihre Mitmenschen völlig unerwartet mit einem lauten Knall explodieren. Sie haben ein extremes Gefühlsleben, befinden sich innerlich nicht selten im Ausnahmezustand. Schwarz-weiß und nichts dazwischen. Ich vergleiche das gerne mit einem herkömmlichen Lichtschalter. AD(H)Sler können nur das Licht ein- oder ausschalten. Es fehlt ihnen der Dimmer, um ihr Verhalten mehr in der Mitte zu regulieren.

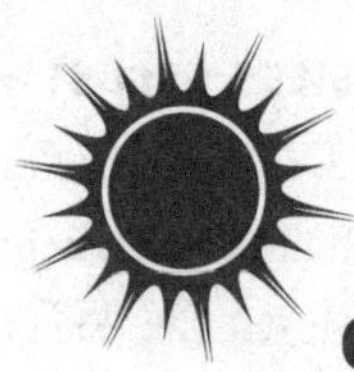

SCHNELLE STIMMUNGSWECHSEL UND HOHE SENSIBILITÄT

Die emotionale Achterbahn von »himmelhochjauchzend« bis »zu Tode betrübt« innerhalb eines Augenblicks beschreibt die Affektlabilität recht gut. Auf kleinste äußere Begebenheiten reagieren Betroffene emotional heftig, häufig auch übermäßig. AD(H)Sler sind oft hyperreaktiv. Sie reagieren emotional überschießend in jede Richtung. Entsprechend empfinden sie ganz viel Freude, ganz viel Wut, ganz schnell Kränkung, ganz schnell Begeisterung. Auf dieser Gefühlsachterbahn fahren sie ein Leben lang. So mancher Angehöriger steht kopfschüttelnd daneben und fragt sich, warum immer alles so extrem und heftig sein muss. Da geht die Welt unter, weil jemand einen dummen Spruch gemacht hat. Wenn dann aber eine liebe Freundin anruft, ist die Welt auch ganz schnell wieder in Ordnung – bis zum nächsten Absturz.[2]

UNGEDULD

AD(H)S-Betroffene können schlecht warten. Sie werden unruhig, wenn nicht alles nach ihrem Plan läuft. Sie haben oft eine drängende Ungeduld, sei es, weil ein »aggressiver Langsamfahrer« die Straßenverkehrsordnung in einer Tempo-30-Zone einhält, sie im Stau stehen müssen oder aber ihnen die Erfüllung ihrer Wünsche nicht sofort gelingt. AD(H)Sler können schlechte Laune bekommen, wenn die sofortige Bedürfnisbefriedigung durch äußere Ereignisse behindert wird. Und sobald sie das eine Bedürfnis befriedigt haben, wollen sie schon wieder etwas anderes. Sie haben Probleme damit, ihre Bedürfnisse aufzuschieben und eine Frustrationstoleranz für die Widrigkeiten des Lebens zu entwickeln.

INSTABILES SELBSTWERTGEFÜHL

Viele AD(H)S-Betroffene haben ein instabiles Selbstwertgefühl. Das erstaunt nicht, bei all den Niederlagen und Misserfolgen, die sie durchmachen. Sie erleben im Laufe ihres Lebens mehr Kritik und Ablehnung als andere und scheitern auch häufiger. Jeder Mensch braucht neben dem Gefühl, geliebt zu werden, die Erfahrung, erfolgreich zu sein. Erfolg macht glücklich und sorgt für ein gutes Selbstwertgefühl. Misserfolg macht unglücklich und schürt Selbstzweifel bis hin zu Selbsthass. Selbstwertgefühl entsteht durch selbst geschaffene Erfolge. Wenn nun die Erfolgserlebnisse häufiger ausbleiben und Betroffene nicht zufrieden sind mit dem, was sie erreichen, entwickeln sie kein stabiles Selbstwertgefühl. Im Gegenteil: Sie entwickeln Selbsthass und sind oft voller Selbstzweifel. AD(H)S-Betroffene führen häufig einen täglichen Kampf gegen sich selbst. Sie sind voller Scham und Selbstvorwürfe, weil sie schon wieder nicht gemacht haben, was sie hätten tun sollen. Mit ihrer Ablenkbarkeit und ihrer Motivationsstörung verlieren sie ihre Ziele aus den Augen, müssen so immer wieder die gleichen Aufgaben anfangen und schaffen es dann wieder nicht, sie zu Ende zu bringen. Das Quälende ist, dass sie genau wissen, was sie tun sollten, aber sie bringen ihre Vorsätze nicht auf die Straße. Das erleben sie als tägliche Überforderung. Ein Patient erzählte mir, wie er immer wieder versucht, seine Steuererklärung anzufangen, und sie einfach nicht fertig bekommt. Er war völlig verzweifelt und meinte: »Ich hasse mich dafür, dass ich mit meinen Arbeiten immer hängen bleibe. Ich brauche Urlaub von mir selbst, weil ich mir selbst zu anstrengend bin.«

HOHER GERECHTIGKEITSSINN

Das ist einerseits eine liebenswerte, aber auch anstrengende Eigenschaft der AD(H)S-Betroffenen. Sie können wahre Gerechtigkeitsfanatiker sein, die sofort in den Kampf ziehen, wenn sie etwas als ungerecht erleben. Dabei können sie mutig und selbstlos sein und sich auch für andere einsetzen, wenn diese ungerecht behandelt werden. Sie können aber auch Prinzipienreiter für Ungerechtigkeiten sein, sich an vermeintlichen Ungerechtigkeiten und Regelübertretungen anderer festbeißen und sich in Endlosdiskussionen über Recht und Unrecht verzetteln. Sie können sich an Regeln abarbeiten, die sie als ungerechtfertigt erleben. Wenn sie etwas als ungerecht erleben, dann können sie stur und unbeweglich sein. So manche AD(H)S-Betroffene haben aber auch zwei Gesetzbücher: das kleine, strenge für ihre Mitmenschen und für sich selbst das dickere, mit den vielen Ausnahmen, die nur für sie selbst gelten.

RISIKOBEREITSCHAFT

AD(H)Sler suchen den Nervenkitzel, weil sie sich dadurch selbst aktivieren. Sie brauchen den Stress, den Druck, die Aufregung, weil

es ihnen damit gelingt, in die Gänge zu kommen und aktiv zu werden. Sie entkommen damit auch der für sie so unerträglichen Langeweile und Monotonie.
Dieses Risikoverhalten ist problematisch. AD(H)S-Betroffene verunfallen viermal häufiger als ihre Vergleichsgruppe und haben damit auch eine deutlich höhere Sterblichkeit. Wir nennen dieses Verhalten Sensation-seeking: die Suche nach Aufregung. Dahinter steht der – unbewusste – Wunsch, die Stresshormonachse anzukurbeln und damit mehr Stresshormone, vor allem Adrenalin, zu erzeugen. Adrenalin kickt, macht kurzfristig euphorisch und hilft bei der Aktivierung. Adrenalin wird nur produziert, wenn man sich in äußerster Gefahr befindet oder unter großem Druck steht. Besonders hyperaktive AD(H)S-Betroffene betreiben deswegen gefährliche Risikosportarten, suchen den Nervenkitzel, powern sich im Sport bis an ihre Grenze aus oder riskieren ihr Vermögen im Glücksspiel. Auf die Dauer führt dies natürlich auch in Beziehungen zu großen Belastungen.

SCHWIERIGKEITEN MIT MITMENSCHEN

Da AD(H)S-Betroffene häufiger Probleme mit der Selbstdisziplin, dem Durchhaltevermögen und dem Einhalten von Regeln haben, kann sie das zu schwierigen Zeitgenossen machen. So mancher AD(H)Sler hat auch Probleme damit, die ungeschriebenen Gesetze des Lebens zu erfassen, und noch mehr, sie zu befolgen. Hinzu kommt, dass ihre Leistung inkonstant und oft von der aktuellen Lust und der momentanen Stimmung abhängig ist. Es fehlt an Ausdauer, Durchhaltevermögen und einer gleichbleibenden Sorgfalt. Das alles sind Themen der Planungsfunktionen, die bei AD(H)S-Betroffenen anders vernetzt sind. Die Konsequenz ist eine mangelnde Selbststeuerung.

Bei all diesen aufgeführten Problemen ist es verständlich, dass es in sozialen Beziehungen und am Arbeitsplatz zu erheblichen Problemen kommen kann. Manchmal fühlen sich die AD(H)S-Betroffenen gemobbt, weil sie ständig nur Kritik und Anfeindungen erleben. Manche von ihnen vergessen dabei, dass ihre Unzuverlässigkeit Kollegen und Partnern große Probleme machen kann. Sie übersehen oft, dass sie mit ihrer Impulsivität und ihren Stimmungsschwankungen anecken und verletzen können. Nicht selten erkranken auch Partner und Angehörige an Depressionen und psychosomatischen Erkrankungen, weil es so belastend ist, mit den täglichen Stimmungsschwankungen und dem Chaos umzugehen. Scheidungen und Trennungen sind deutlich häufiger, wenn ein Familienmitglied von AD(H)S betroffen ist. Dazu kommt die hohe Erblichkeit: Oft ist zusätzlich ein Kind betroffen, was die Probleme potenziert.[3] Hinzu kommt: Im Erwachsenenalter entwickeln über 80 Prozent der AD(H)S-Betroffenen eine seelische Begleiterkrankung, oft auch noch zusätzlich eine körperliche Erkrankung, was eine weitere Herausforderung darstellt.[4]

BEGLEITERSCHEINUNG ERSCHÖPFUNG

AD(H)S ist anstrengend, nicht nur für Betroffene, sondern auch für Angehörige und Kollegen. Für Betroffene ist vieles anstrengend, ohne dass sie das klar erfassen und benennen können. Sie sind mit ihrer AD(H)S auf die Welt gekommen, sie haben sich nie Gedanken darüber gemacht, dass andere Menschen anders wahrnehmen und anders empfinden als sie. Für AD(H)S-Betroffene ist es zum Beispiel anstrengend, ihre motorische Unruhe zu verbergen. Sie haben als Kinder oft die Rückmeldung bekommen, dass sie mit ihrer Unruhe nerven und andere nervös machen. Sie haben gelernt, sich zusammenzunehmen, diese Unruhe nicht nach außen

zu tragen. Was sie dabei nicht spüren, ist, wie viel Kraft es täglich kostet, diese Unruhe nicht zu zeigen.
Es gibt aber auch AD(H)S-Betroffene, bei denen man diese innere Unruhe deutlich merkt. Sie wippen mit den Füßen, müssen immer etwas mit ihren Händen machen, kritzeln, kauen Nägel, drehen ihre Haare usw. Diese Art der Nervosität kann sich auf andere übertragen.
Eine weitere Anstrengung für AD(H)S-Patienten ist die Kompensation ihrer Konzentrationsstörung. Stellen Sie sich vor, Sie sind fehlsichtig und bräuchten eigentlich eine Brille. Sie nehmen alles nur undeutlich und verschwommen wahr und versuchen trotzdem, mit Ihrem Leben zurechtzukommen. Niemand wird Ihre Anstrengung bemerken. Sie selbst fragen sich dann, warum alle anderen die gleiche Arbeit mit so viel mehr Leichtigkeit schaffen und Sie abends erschöpft ins Bett fallen. All die AD(H)S-typischen überschießenden Gefühle unter Kontrolle zu halten, kostet einfach viel Kraft. Erinnern wir uns: AD(H)Sler sind hyperaktiv und hyperreaktiv. Sie reagieren zu schnell und zu heftig. Zudem müssen AD(H)S-Betroffene viel Kraft aufbringen, um ihre Prokrastination zu überwinden und ihr Leben zu organisieren. Das alles sind Handicaps, von denen sie bisher oft nicht die geringste Ahnung haben, die aber täglich Kraft kosten.
Auch AD(H)S-Betroffene des unaufmerksamen Typs zeigen häufiger und früher Erschöpfungssymptome als ihre Vergleichsgruppe. Sie arbeiten oft zu langsam und brauchen viel mehr Zeit für das Erledigen von Aufgaben. Sie arbeiten oft auch heimlich, damit ihre Langsamkeit nicht bemerkt wird. Dann fehlt ihnen wiederum die Zeit, in der sie sich ausreichend erholen und auftanken könnten. Zudem haben sie keine Energie mehr, um ihre Freizeit planen zu können. Sie fühlen sich müde, träge und kraftlos und fragen sich,

woher andere Menschen ihre Energie nehmen. Leider werden diese Erschöpfungssymptome schnell als Burn-out abgetan. Fachärzte und Psychologen fragen sich viel zu wenig, warum diese Menschen so erschöpft sind und was sie so ausbrennt. Die dahinterliegende AD(H)S wird in den seltensten Fällen erkannt.

NEURODIVERSITÄT IN DER STEINZEIT

AD(H)S ist zunächst eine Normvariante menschlichen Seins. AD(H)S-Betroffene sind neurodivers. Als neurodivers bezeichnet man neurobiologische Abweichungen von der breiten »Norm«. So betrachtet ist AD(H)S ebenso wie beispielsweise Autismus eine natürliche Form menschlicher Diversität, also menschlichen Andersseins. Autismus- und AD(H)S-Betroffene haben neruobiologische Besonderheiten und damit auch andere Persönlichkeitseigenschaften. Sie sind aber weder besser noch schlechter als andere Menschen. Sie haben lediglich ein anderes Stärke- und Schwächeprofil. Das ist spannend, weil sich dieses »Anderssein« bei AD(H)S in fast allen Lebensbereichen zeigt: AD(H)S-Betroffene nehmen anders wahr, verarbeiten Informationen anders, reagieren und denken anders, empfinden und erleben anders, haben ein anderes Tempo, ein anderes Zeiterleben und eine andere Art sich zu organisieren.

Dazu gibt es spannende Theorien des Journalisten und Autors Thom Hartmann.[5] Er stellt die schlüssige Hypothese auf, dass AD(H)S eine uralte genetische Besonderheit ist. Es hat die Evolution deshalb überlebt, weil es nützlich war und teilweise bis heute nützlich ist. Denkt man auf Hartmanns Linie weiter, lassen sich damit fast alle AD(H)S-Symptome erklären. Schauen wir uns das einmal genauer an und gehen auf eine Zeitreise.

Ein Jäger in einer Welt voller Bauern

Stellen Sie sich das Leben eines Jägers vor 15 000 Jahren in der Savanne Afrikas vor. Die Umgebungs- und Überlebensbedingungen waren völlig anders als heute. Der Jäger lebte in einer feindlichen Umgebung, sein Leben war ständig bedroht. Er musste jagen und sammeln, um sein Überleben zu sichern. Die Savanne Afrikas war einsam und gefährlich. Den ganzen Tag geschah fast nichts. Der Jäger lag dösend im Gras. Seine besondere Art der Aufmerksamkeit ermöglichte es ihm, selbst beim Dösen alle Reize seiner Umgebung wahrzunehmen. Seine Aufmerksamkeit war *reizoffen*. Sein Gehirn war so programmiert, dass er jeden noch so leisen und scheinbar unbedeutenden Reiz sofort wahrnahm. Der Jäger hörte förmlich das Gras wachsen. Wenn mehrere Meter hinter ihm ein Grashalm geknickt wurde, konnte das eine Antilope sein – es konnte aber auch ein Löwe sein. Dann musste der Jäger blitzschnell aufspringen und sich sofort für Flucht oder Angriff entscheiden. Es war überlebensentscheidend, jedes Geräusch wahrzunehmen und augenblicklich darauf zu reagieren.

REIZOFFENHEIT VS. HYPERFOKUSSIERUNG

Ein wesentliches Symptom der AD(H)S ist die Reizoffenheit. Viele Betroffene leben im »Pirsch- oder Habtachtmodus«: Sie nehmen ohne Priorisierung alles auf und reagieren auch auf alles. Das AD(H)S-Gehirn verarbeitet die aufgenommenen Informationen, ohne zu analysieren, ob sie wichtig oder unwichtig sind.
Es gibt noch einen anderen Modus der Aufmerksamkeit für AD(H)S-Betroffene: den Jagdmodus oder die Hyperfokussierung. Hatte der Jäger ein spannendes Objekt erspäht, etwa eine Antilope,

dann konnte er in einen sogenannten Tunnelblick schalten, also hyperfokussieren. Dieser Modus erlaubt maximale Konzentration auf das Objekt, alles andere ist ausgeblendet. Das war bei der Jagd in der Steinzeit notwendig, denn die Nomaden mussten Beutetiere damals oft tagelang verfolgen, um sie zu erlegen. Nur wenn sie ihre Beute immer im Blick hatten und sie sich von nichts anderem ablenken ließen, waren sie bei der Jagd erfolgreich.
Der Jäger war aber nicht nur Jäger, sondern auch Sammler. Der Hunger zwang ihn, auch hier auf das zu fokussieren, was er sammeln musste, um es zu essen. Vermutlich hatten überwiegend Frauen die Rolle der Sammlerinnen inne. Ihren biologischen »Aufgaben« der Schwangerschaft und Kinderversorgung konnten sie als Sammlerin sicher eher gerecht werden als auf der Jagd.

GEFÜHLSSCHWANKUNGEN

Impulsivität und Gefühlsschwankungen sind Kernsymptome der AD(H)S. Das Leben des Jägers, der Sammlerin und ihres Nachwuchses war immer bedroht. An keinem Ort konnten sie sich immer sicher und wohl fühlen. Der Jäger war stets in Alarmbereitschaft. Er musste Gefahr antizipieren. Da er grundsätzlich mit dem Schlimmsten rechnen musste, brauchte er ein sehr scharf gestelltes Frühwarnsystem. Seine Grundhaltung musste misstrauisch und angespannt sein, denn seine Umgebung war feindselig. Je schneller er Flucht oder Angriff begann, je heftiger er auf eine Gefahr reagierte, desto besser waren seine Erfolgs- und Überlebenschancen. Auf jedes Geräusch musste er sofort und vehement reagieren. Besser zehnmal falscher Alarm als einmal ein Gefahrensignal zu übersehen, das den Tod bedeuten konnte. Entspannung hatte da keinen Platz.
Die Sammlerinnen mussten langsam ihre Umgebung beobachten und genau hinschauen, wo sie essbare Nahrung finden konnten.

Sie mussten ein sehr gutes räumliches Vorstellungsvermögen entwickeln und abspeichern, wo sie etwas zu essen gefunden hatten. Sie mussten aber auch sehr vorsichtig sein, immer auf Rückzug bedacht. Sie waren wenig wehrhaft gegenüber ihren natürlichen Feinden, und sie mussten ihre Kinder schützen und versorgen. Ängstlich, hyperreaktiv und misstrauisch zu sein, war hier sicherlich ein Überlebensvorteil.

MANGELNDES ZEITGEFÜHL

Als die Menschen sesshaft wurden, mussten sie, um zu überleben, ihre Häuser sichern und lernen, wie und wann man sät, die Ernte einholt, die Lebensmittel richtig lagert und haltbar macht. Die Menschen mussten ihre Umgebungsbedingungen genau beobachten und Strategien entwickeln, um ihr Überleben besser zu sichern. Sie mussten aus Missernten lernen und herausfinden, wie man Schimmelpilze, Schädlinge und Krankheiten der Pflanzen verhindert. Dazu mussten sie viele Erfahrungen auswerten und vorausschauend planen.

Der Jäger dagegen lebte ganz im Hier und Jetzt; er musste genau in diesem Moment präsent sein. Weder konnte er vorhersehen, wann eine Antilope vorbeikommt, noch wann ihm der Löwe oder auch der Rivale an die Gurgel geht. Sein Planungsradius betrug nur wenige Stunden; seine Planung selbst wurde dominiert vom Hungergefühl und dem Ziel, Nahrung herbeizuschaffen. Zeit war unwichtig. Hätte ein Steinzeitjäger im Frühjahr etwas gesät, hätte er vermutlich im Herbst nicht mehr gewusst, dass und vor allem wo er das getan hatte. Steinzeitjäger streiften als Nomaden durch die Savanne Afrikas, immer den Tierherden, also der Nahrung, nach. Jäger und Sammler hatten wahrscheinlich nicht einmal einen konkreten Begriff von Zeit.

NEURODIVERSITÄT HEUTE

Es gibt also diverse Eigenschaften, die unseren steinzeitlichen Vorfahren genutzt haben und die uns Menschen auch heute noch nutzen. Für die Anforderungen, die unsere Gesellschaft in der heutigen Zeit stellt, ist der AD(H)Sler jedoch nicht immer gut gerüstet. Dennoch hat das AD(H)S-Gen überlebt, weil es besondere Fähigkeiten hat, die auch heute noch nützlich sind.

Das Jäger-Gen in unserer Zeit

Versetzen wir das Jäger-Gen in unsere heutige Zeit, dann haben wir die Kernsymptome der AD(H)S vor uns:

- ✔ Reizoffenheit und als deren Folge erhöhte Ablenkbarkeit, weil es heute so viele Reize gibt. Die Savanne Afrikas war einsam und reizarm. Damals war es sinnvoll und überlebenswichtig, alle Reize aus der Umgebung wahrzunehmen. Heute führt es ganz schnell zu einer Reizüberflutung, wenn man den Straßenverkehr, die Gespräche am Nebentisch im Restaurant etc. gleich wichtig wahrnimmt. Es sind nutzlose Informationen, die das AD(H)S-Gehirn zusätzlich verarbeiten muss.
- ✔ Die Hyperfokussierung kann heute aber immer noch sehr gut genutzt werden. Im Hyperfokus zu sein, sich ganz auf etwas konzentrieren zu können, ist ein Flow-Zustand, in dem der Betroffene kreativ und produktiv ist. Allerdings kann dieser Hyperfokus oft nur bei Aufgaben erreicht werden, die ganz im Interesse der AD(H)S-Betroffenen liegen. Er kann leider meist nicht willentlich aktiviert werden. Sind Betroffene aber erst einmal in einem Flow-Hyperfokus-Zustand, können sie Berge versetzen und einfach genial sein.

- ✔ Sie können allerdings auch in einen negativen Hyperfokus kommen. Dann haben Betroffene nur noch im Blick, wo sie versagt haben oder wer sie gekränkt oder wütend gemacht hat. Es kann ihnen dann schwerfallen, aus diesem Hyperfokus wieder herauszukommen.
- ✔ Impulsivität und Gefühlsschwankungen, denn man musste sich schnell und heftig zur Wehr setzen. Schnelle Stimmungsschwankungen stellen zudem zunächst die Anpassung an schnelle Situationsänderungen dar. Die Euphorie über die erlegte Antilope musste unmittelbar in Angriffs- oder Fluchtstimmung wechseln können, wenn plötzlich der Löwe auftauchte. Heute leben wir zum Glück nicht mehr in einer Zeit, in der wir ständig um unser Überleben kämpfen müssen und wo jede Unachtsamkeit unseren Tod bedeuten könnte. Das heftige und überschießende Reagieren auf äußere Ereignisse kann auf Mitmenschen befremdlich oder sogar bedrohlich wirken, weil es als unangemessen erlebt wird.
- ✔ Das mangelnde Zeitgefühl half in der Steinzeit dabei, den Fokus darauf zu legen, was wirklich zählte: Nahrungsbeschaffung und Sicherheit im Hier und Jetzt. Der Jäger brauchte keine Zukunftsplanung, weil er sein Leben auch gar nicht planen konnte. Sein Zeitmesser ist deshalb nicht gut entwickelt. Heute zeigt sich dies darin, dass sich AD(H)S-Betroffene vollkommen in Aufgaben verlieren können und die zur Verfügung stehende Zeit gerne über- oder unterschätzen.

Schauen wir uns das einmal im Detail an.

REIZOFFENHEIT VS. HYPERFOKUSSIERUNG

Wir alle, auch die AD(H)S-Betroffenen, leben heute in einer Welt voller Signale. In den Städten werden wir begleitet von Motorenge-

räuschen, Autohupen, Handygesprächen, Lichtsignalen, Schaufenstern und vielen, vielen Menschen. Auf den Dörfern geht es zwar durchaus ruhiger zu, doch der Steinzeitmensch würde auch eine dörfliche Umgebung der heutigen Zeit nicht als reizarm bezeichnen. Das Gehirn des AD(H)Slers nimmt alle ihn umgebenden Geräusche gleich stark wahr, egal, ob sie wichtig oder unwichtig sind. Diese ungefilterte Wahrnehmung von so vielen Informationen führt schnell zur Reizüberflutung. Die Folge: Anspannung, innere Unruhe, Getriebenheit und Überforderung. Man könnte es als Datencrash auf der Gehirnfestplatte beschreiben. So viele einströmende Reize kann das Gehirn nicht mehr verarbeiten. Jeder neuer Reiz führt zu einer Ablenkung, weil das AD(H)S-Gehirn instinktiv die aktuelle Tätigkeit unterbricht, um zu schauen, ob etwas spannend oder gefährlich ist. Die Folge ist ständige Dekonzentration. Da das AD(H)S-Gehirn auch ganz subtile Reize wahrnimmt, genügt schon ein fernes Hupen. Jeder Student, der sich in der Vorlesung die Nase putzt, den Stift fallen lässt oder gerade mit seinem Nachbarn schwätzt, kann den AD(H)Sler aus dem Tritt bringen.
Die Faustformel: Je mehr Reize und dadurch mehr Stress den AD(H)S-Betroffenen umgibt, desto deutlicher zeigen sich AD(H)S-Symptome in Form von Konzentrationsstörungen, Ablenkbarkeit und Erhöhung der inneren Spannung. AD(H)S-Betroffenen ist das allerdings nicht bewusst, denn sie sind mit dieser neurologischen Besonderheit auf die Welt gekommen und haben es nie anders erlebt. Sie haben keine Ahnung, dass andere Menschen die Welt anders wahrnehmen.

AD(H)S-Betroffene sind zudem fähig, sich unglaublich gut auf Tätigkeiten zu konzentrieren, die ihnen Spaß machen oder deren Ergebnis sie unbedingt erreichen wollen. Alles, was Spaß macht, ist sowieso kein Problem. Ein AD(H)S-Kind kann tagelang hoch-

konzentriert Lego nach Gebrauchsanweisung bauen, wenn das Ziel spannend ist und das Ergebnis eine große Belohnung darstellt. Es kann aber eventuell in der Schule nicht einmal die Aufgabe 2 + 2 = 4 rechnen, weil das langweilig ist und nirgendwo anders hinführt als zur Zahl Vier. Wer braucht denn eine Vier?
Es ist also falsch, pauschal zu sagen, AD(H)S-Betroffene hätten eine Konzentrationsstörung. Eine Konzentrationsstörung haben sie, allerdings nur dann, wenn das, was sie tun sollen, nicht offensichtlich und zeitnah (be)lohnend ist oder wenn zu viele Umgebungsreize sie ablenken. In diesen Momenten lässt ihre Reizoffenheit einfach zu viele Daten auf ihre Gehirnfestplatte, die sie nicht alle gleichzeitig verarbeiten können.

GEFÜHLSSCHWANKUNGEN

Mein Kollege Karsten Dietrich beschreibt in seinem Buch *Aufmerksamkeitsdefizit-Syndrom: Die Einsamkeit in unserer Mitte* treffend die scharf gestellte »Alarmanlage« der AD(H)S-Betroffenen. Eine Alarmanlage im Haus soll normalerweise anschlagen, wenn ein Einbrecher einsteigt. Bei AD(H)S-Betroffenen ist die Alarmschwelle sehr stark herunterreguliert, das heißt, ihre Alarmanlage würde bereits losgehen, wenn sich ein Maulwurf seinen Weg durch den Garten gräbt oder wenn ein Schmetterling am Fenster vorbeifliegt. AD(H)Sler reagieren oft mit Vehemenz und völlig überschießend. Sie fühlen sich schnell verletzt, gekränkt, zu kurz gekommen oder auch vernachlässigt und ungesehen. Deswegen reagieren sie oft so heftig und auch verletzend. Sie glauben ihrem Frühwarnsystem, sie sind überzeugt, dass ihre Alarmanlage stimmt. Das kann auch dazu führen, dass sie vermeintlich hören, was nie gesagt wurde, oder dass sie Gesagtes viel negativer interpretieren, als es tatsächlich gemeint war. Niemand hat ihnen erklärt, dass ihr scharf gestelltes Frühwarnsystem noch immer in der Steinzeit tickt. Studien konnten zeigen, dass AD(H)S-Betroffene soziale Interaktionen ihrer Mitmenschen viel feindseliger interpretieren als neurotypische Menschen. Diese negativen Interpretationen zusammen mit der scharf gestelltes Alarmanlage ergeben natürlich ein anderes Bild auf die Welt. AD(H)S-Betroffene sehen sich selbst und die Welt nachweislich negativer als neurotypische Menschen. Vermutlich bedingt das auch die für AD(H)S-Betroffene so typische Hypersensitivität. Als Ärztin sehe ich meistens hypersensitive Menschen, die auch AD(H)S-Symptome haben. Die Hypersensitivität war zur Zeit der Jäger und Sammler wichtig und richtig. Heute kann sie auch noch Vorteile haben, weil hypersensitive Menschen sensibler für die Zwischentöne in der Kommunikation sein können. Leider kann es auch belastend sein, ständig die Stimmungen der Mitmenschen auf dem Schirm zu haben und selbst subtile Wahrnehmungen verarbeiten zu müssen.

Gefühlsschwankungen in Kürze

AD(H)S-Betroffene können einfühlsam sein. Sie können aber auch verletzlich, dünnhäutig und instabil sein. Betroffene beschreiben oft, dass ihnen ein falscher Satz komplett die Laune verderben kann und dass sie eine Bemerkung bis ins Mark trifft, die nur ein dummer Spruch sein sollte. Wir nennen das emotionale Überreagibilität oder emotionale Dysregulation, eine gefühlsmäßige Überempfindlichkeit auf vermeintliche Kränkungen, Angriffe und Verletzungen. Das bedeutet, dass AD(H)S-Betroffene viel schneller durch äußere Reize oder Mitmenschen aufgewühlt werden als neurotypische Menschen.

VERGESSLICHKEIT UND MANGELNDES ZEITGEFÜHL

AD(H)S ist eine Störung der Exekutivfunktionen, also der Planungsfunktionen. Das bedeutet, dass die Planungsfunktionen der AD(H)S-Betroffenen für den heutigen Kulturmodus einfach nicht gut taugen. Das äußert sich darin, dass AD(H)S-Betroffene Schwierigkeiten mit folgenden Tätigkeiten haben:

- planen
- Konsequenzen bedenken
- stringent mit Übersicht und Priorisierung arbeiten
- rechtzeitig und vollständig Aufgaben erledigen
- Erfahrungen auswerten
- richtige Schlüsse aus dem Verhalten anderer ziehen
- Wahrscheinlichkeiten realistisch einschätzen

Folge Nummer eins: AD(H)Sler lernen wenig aus ihren Erfahrungen. Da eine verunglückte Situation meist nicht ausgewertet wird, wird sie vergessen, sobald sie vorbei ist. Erfahrungsblindheit nennen wir das. AD(H)Sler werden demnach oft nicht aus Erfahrung klug, sie machen immer wieder die gleichen Fehler, weil sie sich zu wenig an das Geschehene erinnern und es nicht analysieren. Auch hier gilt: aus den Augen, aus dem Sinn. Auf Vergangenes kann nur wenig zurückgegriffen und es kann so kaum daraus gelernt werden. Folge Nummer zwei: AD(H)Sler schätzen die ihnen zur Verfügung stehende Zeit falsch ein. Es ist heute wichtig, dass wir uns unsere Zeit einteilen können, pünktlich sind, Erfahrungen auch auf der Zeitachse richtig abspeichern können und uns genau an Vorfälle erinnern können. Der Farmer musste viel über Zeit lernen: Wann ist Frühjahr? Wann muss ich säen? Wann muss ich ernten? Was ist die beste Zeit, um Nahrungsmittel zu horten? Er musste beobachten, lernen, auswerten, kommunizieren. Der Jäger brauchte keine Zeit. Auch AD(H)S-Betroffene fühlen die Zeit weniger. Kein gutes Zeitgefühl zu haben, führt aber zu desorganisiertem, chaotischem Verhalten in der Arbeit und in Beziehungen. So kommt es häufig vor, dass AD(H)S-Betroffene zu spät kommen, nicht rechtzeitig anfangen und nichts fristgerecht zu Ende bringen. Neurotypische Menschen bewerten das häufig als Nachlässigkeit, Unzuverlässigkeit und auch Respektlosigkeit. Im Arbeitsbereich kann dieses Verhalten auf die Dauer die Sympathien der Mitmenschen kosten.

WARUM TRITT AD(H)S HEUTE HÄUFIGER AUF?

Eine provokative Vermutung vorab: Wahrscheinlich gab es früher genauso viele AD(H)S-Betroffene. Aber: Die Umgebungsbedingungen haben sich fundamental verändert. Nehmen wir beispielsweise ein Dorf in Oberbayern vor 100 Jahren. Die Frau, die von AD(H)S betroffen war, hatte damals ganz andere Lebensbedingungen. Sie lebte in einer Dorfgemeinschaft und wahrscheinlich auch in einer Großfamilie. Sie betreute Kinder mit ihren Tanten und Großeltern. Sie arbeitete in einer Gemeinschaft auf dem Feld, und ihre Kinder wurden vom ganzen Dorf miterzogen. Vieles spielte sich draußen ab, auf dem Feld, die Kinder spielten auf der Straße, und nach der schweren körperlichen Arbeit war man abends müde und ging früh zu Bett. Die Schule stellte keine großen Ansprüche. Es gab weder Fernseher noch irgendwelche digitalen Endgeräte. Unter diesen Bedingungen konnten die meisten von AD(H)S betroffenen Frauen einen guten Platz in der Gemeinschaft finden. Ihre Aufgaben waren notwendigerweise streng getaktet: Feldarbeit, Kochen, Waschen, Kirchgang. Die dörfliche Gemeinschaft hatte ihre strengen Regeln, und der gemeinschaftlichen Arbeit mit anderen konnte man

sich nicht entziehen. Es gab Struktur, Taktung und Kontrolle. Dafür gab es kein Multitasking, keine Radios, Fernseher und Mobiltelefone, also keine Reizüberflutung. Es ist bekannt, dass AD(H)S auch heute auf dem Land deutlich weniger problematisch ist.
Es ist also unser heutiges Leben, das AD(H)S-Betroffene in Schwierigkeiten bringt. Konzentriertes, oft langweiliges Arbeiten, zu wenig Bewegung, Homeoffice, den ganzen Tag in sitzender Haltung auf einen Bildschirm schauen: Das alles geht gegen die Natur des steinzeitlichen Jägers und der Sammlerin. Das Internet, in dem man sich mit einem Klick einem anderen Thema zuwenden oder sogar in eine andere Welt versetzen kann, verführt AD(H)S-Betroffene zusätzlich, und zwar noch schneller als andere, sich abzulenken und Tätigkeiten zu unterbrechen.

NEUROBIOLOGIE DER AD(H)S

AD(H)S wird heute eingeordnet als eine neuropsychiatrische Grundbeeinträchtigung, als basale Entwicklungsstörung. Besser formuliert ist AD(H)S eine neurobiologische Besonderheit.
Ludger Tebartz van Elst erklärt in seinem Buch *Autismus, AD(H)S und Tics: Zwischen Normvariante, Persönlichkeitsstörung und neuropsychiatrischer Krankheit*, dass AD(H)S in den Diagnosekriterien der weltweit anerkannten Diagnosekategorien ICD-11 und DSM-5 als eine Störung der neuronalen und mentalen Entwicklung klassifiziert wird. Da diese Störung nicht erworben, sondern genetisch ist, zeigen sich früh schon Auffälligkeiten in sozialen und kognitiven (intellektuellen) Bereichen. Strukturdiagnosen sind nicht veränderbar, wohl aber können Betroffene lernen, gut mit ihnen zu leben. Aufgrund der AD(H)S-Symptomatik können sich weitere Begleiterkrankungen entwickeln und Probleme wie Mobbing, Aus-

grenzung und ein schlechtes Selbstwertgefühl entstehen. Gerade in einer guten Aufklärung, frühen Behandlung und ausreichenden Unterstützung steckt die Chance, solche Negativentwicklungen zu verhindern.

Bei AD(H)S handelt es sich also um eine komplexe Interaktion mit Genetik, Lebensereignissen und Umwelteinflüssen. Dies erklärt, warum es große individuelle Unterschiede in der Ausprägung der AD(H)S geben kann. Veränderungen in verschiedenen Genen ebenso wie lebensgeschichtliche Ereignisse nehmen Einfluss auf die weitere Entwicklung der AD(H)S-Symptomatik. Das Gleiche gilt für chronischen Stress.

Was beeinflusst die Entstehung von AD(H)S?

Der Mensch wird also durch biologische, soziale und genetische Einflüsse und durch Lebensereignisse geprägt. Alle diese Einflüsse beeinflussen sich gegenseitig. Stress der schwangeren Mutter nimmt Einfluss auf sie und ihr ungeborenes Kind. Dieser im Mutterleib erlebte Stress beeinflusst die Hirnentwicklung des ungeborenen Kindes prägend. Genetische Faktoren beeinflussen das Verhalten, etwa bei AD(H)S und Autismus. Umwelteinflüsse können ebenfalls genetische Veränderungen hervorrufen. Dies hat die Epigenetikforschung bewiesen. Die menschliche Persönlichkeitsentwicklung ist komplex. Im Lebenslauf jedes Menschen gibt es Krisen und Schicksalsschläge. Menschen sind nie nur AD(H)S-Betroffene, sondern sie haben unendlich viele Facetten. Keine AD(H)S ist gleich, sondern jeder AD(H)S-Betroffene hat ein eigenes AD(H)S-Profil.

Wir müssen uns immer wieder in Erinnerung rufen, dass Diagnosen nur grobe Muster und Schemen sind, die wir als Störung beschreiben können. Diese Diagnosen verändern sich im Laufe der Zeit durch neue wissenschaftliche Erkenntnisse oder gesellschaftliche Neubewertungen. Beispielsweise gab es Zeiten, in denen Homosexualität als Erkrankung galt, während sie heute völlig normal ist. Wir müssen uns klarmachen, dass eine Diagnose die aktuelle Beschreibung eines Symptomclusters auf dem heutigen Stand der Wissenschaft darstellt. In der Genforschung zeichnet sich ab, dass viele Erkrankungen genetisch ähnliche Muster haben, so zum Beispiel AD(H)S, Autismus, Depression oder Zwangsstörungen. Diese Erkenntnisse halten nun auch Einzug in die Psychiatrie. Wir finden in Familien von AD(H)S-Betroffenen genau diese Erkrankungen deutlich häufiger auch bei anderen Familienmitgliedern.

Mir ist es wichtig zu betonen: Niemand hat Schuld an AD(H)S, weder Betroffene noch Eltern. AD(H)S entsteht weder durch falsche Erziehung noch durch Schwierigkeiten in der Eltern-Kind-Beziehung. Natürlich belasten die Symptome der AD(H)S die Eltern-Kind-Beziehung und das ganze familiäre Umfeld. AD(H)S entsteht aber nicht durch mangelnde Liebe und Fürsorge oder durch unbewusste Ablehnung von Bezugspersonen. Ich schreibe das deshalb, weil in vielen Psychotherapien heute immer noch nach den psychodynamischen Ursachen der AD(H)S gesucht wird. AD(H)S hat keine Ursache in der Kindheit. Man kommt mit AD(H)S auf die Welt und oft zeigen sich schon früh die AD(H)S-typischen Symptome, mit denen das Kind und auch die Familie Probleme haben.

Die Erkenntnis, dass alle seelischen Erkrankungen ihre Ursache in der Kindheit haben, ist lange überholt – und trotzdem hält sich diese Sichtweise hartnäckig bis heute in den Köpfen vieler Psychotherapeuten. AD(H)S-Betroffene suchen vergebens in der Psychotherapie nach Ursachen, warum sie sich nicht konzentrieren können, warum sie Arbeiten nicht anfangen können und warum sie ihre Gefühle so schwer in den Griff bekommen. Es ist nicht die unbewusste Abwehr von Erfolg oder die Angst vor dem Übertrumpfen ihrer Eltern; es ist schlicht die neurologische Besonderheit, mit der sie zur Welt gekommen sind.

GESTÖRTE SELBSTWAHRNEHMUNG ALS URSACHE DER AD(H)S

Der amerikanische Psychiater Russell Barkley vom Medical College of Virginia hat ein ganzes Leben lang über AD(H)S geforscht. Er gilt als einer der besten forschenden Experten auf diesem Gebiet. Aus seiner Sicht ist das zentrale und wichtigste Problem bei AD(H)S die gestörte Selbstkontrolle. Hyperaktivität, Impulsivität und Aufmerksamkeitsstörung, die AD(H)S-Hauptsymptome, sieht Barkley als Folge dieser gestörten Selbstkontrolle. Der Forscher sieht das Grundproblem der AD(H)S in der mangelnden Fähigkeit, sich selbst zu kontrollieren.[6]

Selbstbeherrschung und Selbstkontrolle benötigen wir, um unsere Bedürfnisse und Wünsche in angemessene Handlungen umzusetzen, also um unsere Ziele zu erreichen. Unser Verhalten muss auf die Zukunft ausgerichtet sein. Meist sollten wir nicht aus dem Bauch heraus überschießend handeln, sondern erst einmal nachdenken, die Situation analysieren und dann angemessen reagieren. Um als erwachsene Menschen erfolgreich zu sein, müssen wir ein Bewusstsein von uns selbst entwickeln. Wir müssen immer wieder herausfinden, was wir brauchen und wollen und auch, wie wir es sozialverträglich erreichen können. Das alles setzt Planung und Kontrolle voraus.

Geringe Ausprägung der Planungsfunktionen

Barkley beschäftigte sich intensiv mit den Planungsfunktionen, also den Fähigkeiten zur Selbststeuerung und zur Planung, die wir benötigen, um unser Handeln auf ein Ziel auszurichten. Dazu brauchen wir:

- Selbstwahrnehmung, also die Aufmerksamkeit für unsere innere und äußere Wahrnehmung
- Selbstbeherrschung
- Selbststeuerung
- selbstbestimmte Regulation unserer Emotionen
- selbstbestimmte Motivation
- selbst gesteuerte Planungs- und Problemlösung

Die Planungsfunktionen befähigen uns zur Selbststeuerung, zur Entwicklung eines Zeitgefühls und dazu, aus Erfahrungen zu lernen und unser Verhalten auf Sozialverträglichkeit hin abzuwägen. Sie sind die Voraussetzung dafür, dass wir unser Leben steuern können und soziale Werte und sozial erwünschtes Verhalten verinnerlichen. Zudem regeln sie den Umgang miteinander.

Das Selbst entwickeln und steuern

Bei den Planungsfunktionen geht es kurz gesagt um die Entwicklung und Steuerung unseres Selbst. Statt nach der Devise zu leben: »Ich werde getriggert und reagiere darauf«, heißt es: »Ich nehme wahr, was passiert, und wäge ab, wie ich darauf reagieren möchte.«

Im Laufe des Lebens lernen wir, die Konsequenzen unseres Handelns zu bedenken und nötigenfalls unser Verhalten zu hemmen. Wenn ich jeden Tag vier Tafeln Schokolade esse, weil ich Lust dazu habe, dann werde ich dick, träge und mit der Zeit auch krank. Ich esse also keine vier Tafeln Schokolade pro Tag, weil ich die Konsequenzen kenne und sie nicht tragen möchte. Ich ringe mich dazu durch, meine Gier auf Schokolade einzudämmen und mir stattdessen nur ab und zu gute Pralinen mit einem Espresso zu gönnen und diese bewusst zu genießen. Das Beispiel erscheint banal, aber dazu brauche ich all meine Exekutivfunktionen. Jeder von uns muss solche Abwägungen und kleinen Entscheidungen täglich mehrfach treffen.

Die Zeitblindheit

AD(H)S-Betroffenen gelingt es nicht, ihr eigenes Handeln auf die Zukunft auszurichten. Barkley nennt das Zeitblindheit. AD(H)Sler haben Schwierigkeiten damit, ihre Handlungen auf langfristige Folgen zu überprüfen und ihr Verhalten auch für die Zukunft zu entwerfen. Mit ihrem spontanen, ungestümen und impulsiven Handeln haben sie die Zukunft nicht im Blick. Ehe sie schließlich über ihr schlechtes Gewissen stolpern oder über Regeln des sozialen Umgangs nachdenken, haben sie schon gehandelt.

Eine Störung der Selbststeuerung führt zu erheblichen Beeinträchtigungen im Arbeitsleben und in den sozialen Beziehungen. AD(H)S-Betroffene entwickeln die Selbststeuerung oft nicht ausreichend. Sie handeln aus dem Hier und Jetzt heraus. Sie lassen sich von dem Augenblick leiten, statt in die Zukunft zu planen. Es gelingt ihnen daher nur schwer, ihre Lust und ihre unmittelbaren Bedürfnisse im Zaum zu halten. Sie handeln spontan aus dem Moment heraus und bedenken nicht die langfristigen Konsequenzen ihrer Entscheidungen. Das ist das Gegenteil von kontrolliertem und vorausschauendem Handeln – das »Normalos« natürlich auch nicht immer gelingt.

Unzuverlässiges Arbeitsgedächtnis

AD(H)S-Betroffenen fehlt nicht nur der Blick auf Zukunft und Konsequenzen. Sie haben auch Probleme damit, auf Vergangenes zurückzugreifen. Wegen der gestörten Selbstwahrnehmung und Selbstbeobachtung werden ihr eigenes Handeln und ihre eigenen Erfahrungen nur ansatzweise abgespeichert. Das Auswerten von Erfahrungen und damit das Lernen daraus gelingen daher oft nicht ausreichend.

In Eltern und Partnern löst das oft Verzweiflung aus: Immer wieder tauchen die gleichen Probleme auf, nichts wird dazugelernt. »Aus den Augen, aus dem Sinn« bekommt im Zusammenleben mit AD(H)Slern eine viel treffendere Bedeutung. Kaum ist etwas aus dem Blickfeld verschwunden, wird direkt etwas Neues in Angriff genommen. Daher werden AD(H)S-Betroffene aus ihren Erfahrungen leider oft nicht klüger. Das kann Angehörige in den Wahnsinn treiben und bei Betroffenen tiefe Selbstzweifel auslösen, warum immer wieder die gleichen Fehler gemacht werden.

Barkley stellte fest, dass Betroffene zudem ein unzuverlässiges Arbeitsgedächtnis haben. Sie vergessen, was sie gerade noch tun wollten, vertrödeln Zeit und erinnern sich nicht mehr daran, was getan werden muss. Die Aufmerksamkeitsspanne von AD(H)S-Betroffenen ist deutlich verkürzt.

Da das Aufrechterhalten von Motivation ein wesentlicher Teil der intakten Planungsfunktion ist, ist es bei AD(H)S-Betroffenen nicht in dem Maße ausgeprägt wie bei neurotypischen Personen. Bei AD(H)S-Betroffenen geschieht Motivation eher aus dem Moment heraus, gerichtet auf ein kurzfristig erreichbares Ziel. Je länger Aufgaben brauchen und je weiter ein Ziel von dem aktuellen Moment entfernt ist, desto weniger Motivation können AD(H)Sler aufbringen, um das Ziel zu erreichen.

Kurzfristiger Spaß und Erregung dagegen ziehen AD(H)Sler stark an. Deshalb verlieren sie so leicht den Fokus, sobald etwas spannendes Neues auftaucht. Es ist eben ein Leben ganz im Hier und Jetzt. Zukunft und Vergangenheit spielen kaum eine Rolle.

Vieles müssen wir aber heute auf lange Sicht planen, und das Erreichen von Zielen kann für neurodiverse Menschen daher langwierig, mühevoll und anstrengend sein. Nur wer sich quälen und durchbeißen kann, wird größere Ziele wie einen guten Schulabschluss oder einen Abschluss im Studium erreichen.

Neurotypische vs. neurodiverse Menschen

Was Normalos eher gelingt	Was AD(H)Slern eher gelingt
Bedürfnisse aufschieben	Bedürfnisse mit Vehemenz einfordern
Frustration ertragen	Berge versetzen, wenn sie etwas wirklich interessiert
Selbstdisziplin entwickeln	kurzfristigen Spaß suchen
angefangene Tätigkeiten vollenden	von einer Tätigkeit zur anderen springen

AD(H)S-Betroffene scheitern oft daran, ihr eigenes Potenzial vollständig zu entwickeln.

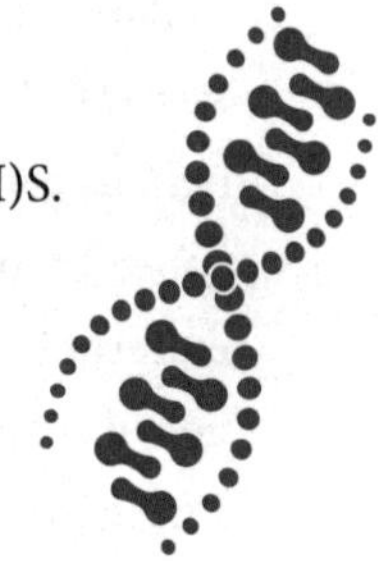

VERERBBARKEIT VON AD(H)S

Es gibt weitere Forschungen zu den Ursachen von AD(H)S. In Zwillingsuntersuchungen konnte der Beweis erbracht werden, dass AD(H)S bis zu 80 Prozent erblich ist. Die Forscher Joseph Biederman und Stephen Faraone konnten schon vor etwa 20 Jahren belegen, dass AD(H)S die höchste Vererbungsrate aller psychischen Störungen und Erkrankungen mit Ausnahme von Autismus hat.[7]
Zwillingsuntersuchungen sind hier deswegen so aussagekräftig, weil man davon ausgehen kann, dass Zwillinge in der gleichen Umgebung leben und Umwelteinflüsse daher weitgehend identisch sind. Eineiige Zwillinge haben zu 99,8 Prozent das genau gleiche Erbgut, während bei zweieiigen Zwillingen ähnlich wie bei anderen Geschwistern das Erbgut nur zu etwa 30 Prozent übereinstimmt. Faraone und Biederman stellten bei eineiigen Zwillingen AD(H)S zu 80 Prozent bei beiden Zwillingen fest, bei zweieiigen Zwillingen nur zu etwa 28 Prozent. Verwandte ersten Grades von Betroffenen haben ein fünf- bis zehnfach erhöhtes Risiko für AD(H)S.[8]
Auch in Adoptionsstudien lässt sich die Vererbbarkeit nachweisen. Adoptionskinder bekommen AD(H)S wesentlich häufiger, wenn ihre leiblichen Eltern AD(H)S haben. Das ist auch dann der Fall, wenn sie von Familien adoptiert wurden, in denen keiner der Adoptiveltern von AD(H)S betroffen ist.[9]
Es gibt aber kein spezielles Gen, das sich für die Diagnostik verwenden lässt. Wahrscheinlich ist AD(H)S auch eine komplexe Netzwerkstörung unseres Aufmerksamkeit- und Belohnungssystems.[10]

WEITERE RISIKOFAKTOREN FÜR AD(H)S

Es gibt noch weitere Risikofaktoren für AD(H)S. Nikotin- und Alkoholkonsum der Mutter während der Schwangerschaft ist ein gesicherter Risikofaktor. Durch hohen Alkoholkonsum während der Schwangerschaft kann sich ein fetales Alkoholsyndrom (FAS) entwickeln, das ein dreifach erhöhtes Risiko für AD(H)S mit sich bringt.
Auch Frühgeburten und Kinder, die zu klein und zu leicht auf die Welt kommen, haben ein höheres Risiko für AD(H)S.
Erhöhter Stress der Mutter in der Schwangerschaft kann eine Rolle spielen. Manche chromosomalen Störungen führen zu AD(H)S-ähnlicher Symptomatik. Auch die Belastung mit Pestiziden oder erhöhten Bleiwerten stehen offenbar mit vermehrtem Auftreten von AD(H)S im Zusammenhang.
Ungünstige psychosoziale Bedingungen und familiäre Konflikte, ebenso wie niedriges Einkommen und/oder Suchterkrankungen in der Familie können den Verlauf von AD(H)S verschlimmern. Umgekehrt können günstige Einflüsse wie ein unterstützendes und fürsorgliches Elternhaus mit guten finanziellen Ressourcen, Leben auf dem Land und Intelligenz den Verlauf von AD(H)S günstig beeinflussen.
Wie bei allen anderen seelischen Störungen und Erkrankungen gibt es für AD(H)S keine diagnostischen Blutuntersuchungen und keine diagnostischen bildgebenden Verfahren. AD(H)S ist immer eine klinische Diagnose. Das heißt, dass der behandelnde Facharzt oder Psychologe die Kernsymptome von AD(H)S feststellen muss. Gefordert ist allerdings auch, dass sich die Symptomatik im Laufe der Kindheit ebenfalls zeigt. Es gibt nur selten Verläufe von AD(H)S, die sich erst im Erwachsenenalter entwickeln. AD(H)S-Tests dienen der groben Orientierung. Das Wichtigste bei der Diagnostik von AD(H)S ist immer die ausführliche Erhebung der Lebensgeschichte und der aktuellen Symptome und Schwierigkeiten.

ZUSAMMENFASSUNG

→ AD(H)S ist eine besondere Art, zu sein.

→ Sie ist mit der Persönlichkeit der Betroffenen untrennbar verbunden.

→ Als AD(H)Sler hat man ein anderes Profil von Stärken und Schwächen.

→ Im neuen Diagnosesystem DSM-5 und ICD-11 wird AD(H)S als Strukturstörung eingeordnet. Das heißt: Die Störung der mentalen und neuronalen Entwicklung ist von Anfang an da. Sie kann grundsätzlich nicht geheilt oder verändert werden. Betroffene können aber Strategien erlernen, um damit gut leben zu können.

→ Die drei Kernsymptome bezeichnen Auffälligkeiten in Bezug auf Aufmerksamkeit und Konzentration, Impulsivität sowie körperliche Unruhe.

→ AD(H)S-Betroffene haben weiterhin Probleme mit den Planungsfunktionen sowie mit dem Erfassen von Zeit und der Auswertung von Erfahrungen.

→ Die Ursachen von AD(H)S sind komplex und noch nicht völlig verstanden.

→ AD(H)S ist vorwiegend erblich und wird heute als eine neurobiologische Besonderheit gesehen, die nicht verändert werden kann. Es ist aber möglich, AD(H)S gut zu behandeln.

→ Bei AD(H)S geht es darum, das eigene Potenzial zu entfalten und für die AD(H)S-bedingten Schwierigkeiten gute Strategien zu entwickeln.

→ Es gibt keinen Bluttest, kein bildgebendes Verfahren und keine EEG-Befunde, die eine AD(H)S beweisen könnten.

Leben mit AD(H)S

Es ist erfreulich, dass in den letzten Jahren viel in den sozialen Medien über AD(H)S berichtet wurde. Das hat zur Folge, dass sich Betroffene informieren und sich mit anderen Betroffenen austauschen. Mittlerweile wissen AD(H)S-Patienten oft mehr über AD(H)S als viele Psychiater und Psychotherapeuten. Das ist gut für die AD(H)S-Betroffenen, aber beschämend für unsere Berufsgruppe.

Aus der Praxis

YouTube scheint mit seinen Algorithmen AD(H)S leichter zu diagnostizieren als die meisten Psychiater und Psychologen. Vor einigen Wochen erzählte mir eine Patientin, dass sie sich gerade mal wieder völlig im Internet verloren hatte und von einem YouTube-Video zum nächsten gesprungen sei. Sie habe dann auf einmal lauter AD(H)S-Videos vorgeschlagen bekommen, und in dem Moment sei es ihr wie Schuppen von den Augen gefallen, und sie erkannte: »Ja, genau das habe ich auch.« Die Psychiater und Psychotherapeuten, die sie bisher aufgesucht hatte, hatten das nicht erkannt.

AD(H)S UND STIGMATISIERUNG

Es gibt leider immer noch einen großen Unterschied zwischen der gesellschaftlichen Bewertung von seelischen und der von körperlichen Erkrankungen. Dabei ist der Entstehungsmechanismus von AD(H)S nicht anders als etwa der von Diabetes. Das Behandlungsprinzip ist übrigens auch ähnlich. Bei Diabetes stellt die Bauchspeicheldrüse nicht genügend Insulin zur Verfügung. Diabetes wird behandelt, indem Insulin mithilfe einer Spritze substituiert wird. Niemand würde auf die Idee kommen, Diabetiker zu stigmatisieren. Es ist einfach eine ganz normale Erkrankung.

Ganz anders sieht es bei den seelischen Erkrankungen aus. Hier wird leider immer noch viel zu oft hinter vorgehaltener Hand geredet. Erkrankte Menschen werden als schwach und instabil angesehen – so, als wäre es ihre Schuld, dass sie nicht richtig funktionieren. Besonders deutlich ist dies bei AD(H)S. Viele Menschen haben zu dem Thema eine Meinung – aber keine Ahnung. Teils wird geleugnet, dass es AD(H)S gibt. Teils wird erklärt, dass die Eltern in der Erziehung versagt haben. Teils wird behauptet, Betroffene, die ihr Leben nicht in den Griff bekommen, sind in den Augen ihrer Umgebung einfach nicht ausreichend motiviert. Psychisch Kranke entwickeln aufgrund solcher Vorurteile häufig ausgeprägte Scham- und Schuldgefühle.

Was bewirkt Stigmatisierung?

Stigma(tisierung) ist die Verknüpfung eines bestimmten Merkmals einer Person (etwa »psychisch krank«) mit negativen Eigenschaften oder Vorurteilen (etwa »ist gefährlich«). Dies hat zur Folge, dass über psychische Erkrankungen viel zu wenig gesprochen wird und nur ein Teil der Betroffenen Behandlung sucht. Es fällt Betroffenen schwer, sich damit zu outen. Das gilt auch für andere psychische Erkrankungen. Kohortenstudien belegen, dass etwa Depression die zweithäufigste Erkrankung in Industriestaaten ist. Trotzdem wird sie genau wie AD(H)S von der Umgebung zu wenig wahrgenommen.

Wie kann man nun Stigmatisierung begegnen? Wichtig ist, umfassende Information über die Erkrankung zu vermitteln. Je mehr Menschen verstehen, wie diese Erkrankung entsteht und behandelt wird, desto geringer ist die Stigmatisierung.
Das Zentralinstitut für seelische Gesundheit in Mannheim hat in Zusammenarbeit mit AD(H)S Deutschland e. V. dem Bundesverband der Selbsthilfegruppen für AD(H)S, 109 Erwachsene mit AD(H)S befragt. 88 Prozent der Befragten erwarten in mindestens einem Lebensbereich eine Stigmatisierung. Am stärksten betroffen mit 72 Prozent erwarteter Diskriminierung war das Berufsleben: Das bedeutet, dass AD(H)S-Betroffene befürchten, durch den Arbeitgeber diskriminiert zu werden, falls dieser von der AD(H)S-Diagnose erfahren würde. 25 Prozent erwarten eine Diskriminierung durch Freunde und Familie und 18 Prozent durch medizinisches Fachpersonal. 70 Prozent der Teilnehmer berichteten, die Wahrnehmung von AD(H)S sei durch Informationen, die in der Öffentlichkeit verbreitet werden, falsch und abwertend. So werde zum Beispiel verbreitet, dass AD(H)S bei Erwachsenen nicht existiere oder dass AD(H)S eine Erfindung der Pharmaindustrie sei.[11]
Diese Art der Einschätzung findet sich bei anderen psychischen Erkrankungen selten.
Eine dänische Studie konnte zeigen, dass Kinder mit AD(H)S fast dreimal häufiger gewalttätigen Übergriffen ausgesetzt waren und zum Opfer wurden als Gleichaltrige ohne dieses Handicap.[12]
Stigmatisierung hat eine hohe Relevanz, denn je höher das verinnerlichte Stigma ist, desto niedriger sind Selbstwertgefühl und Lebensqualität der Betroffenen. Stigmatisierung und Diskriminierung bedeuten zudem einen erhöhten Stresslevel für die Betroffenen. Hier genügt bereits die Erwartung von Stigmatisierung. Je ausgeprägter diese ist, desto höher ist der psychische Stress. All das

beeinträchtigt Lebensqualität und Funktion der Betroffenen im Alltag.
Die erwartete Stigmatisierung und Diskriminierung ist jedoch nur eine von mehreren Erklärungen dafür, dass betroffene Personen ein geringeres Selbstwertgefühl entwickeln. Es wäre zu wünschen, dass mehr neutrale Aufklärungsberichte über AD(H)S und ihre Folgen publiziert würden.

SIND WIR NICHT ALLE VOLLKOMMEN UNVOLLKOMMEN?

Die aktuelle Medizin beschäftigt sich vor allem mit den Schwächen und den krankheitsbedingten Einschränkungen, die AD(H)S mit sich bringt. Es ist schade, dass unsere Medizin so vor allem die Störung in den Vordergrund stellt und weniger die Ressourcen eines jeden Menschen. Mentale Gesundheit ist ein komplexes Wechselspiel zwischen Stressoren und Resilienz. Gesund zu sein und zu bleiben bedeutet, immer wieder die Balance zwischen Stress, Entspannung und ausreichend Aktivität zu finden. Schließlich will der Lebensunterhalt zwar gesichert sein, dies jedoch bei Wohlbefinden. Hier spielt erneut gelungene Selbstregulation eine Rolle, die bei AD(H)S-Betroffenen, wie wir ja mittlerweile wissen, weniger stark ausgeprägt ist als bei neurotypischen Menschen.
Vor diesem Hintergrund finde ich es wichtig, dass wir uns auch auf Stärken und Ressourcen konzentrieren. Man kann sich AD(H)S als ein Spektrum vorstellen. Das bedeutet, dass AD(H)S zunächst eine Normvariante menschlichen Seins ist und erst einmal gar nicht behandlungsbedürftig. Erst bei stärkerer Ausprägung wird AD(H)S zu einer Störung oder Krankheit und bei einer sehr starken Ausprägung auch zu einer Behinderung.

Es gibt viele erfolgreiche Menschen mit AD(H)S. Diese Form der AD(H)S nennt man hochfunktionale AD(H)S. Dazu gehöre auch ich.

Aus der Praxis

Natürlich musste ich viele Skills lernen, um mit meiner AD(H)S klarzukommen. Ich bin heute sehr froh, dass ich AD(H)S habe, und ich würde sie nie hergeben, weil mich meine AD(H)S zu so vielem befähigt. Ich habe immer Ideen und kreative Einfälle, ich möchte mich gerne bewegen. Ich suche Herausforderungen und Neues. Ich gehe Dinge an, von denen mir andere kopfschüttelnd abraten, und irgendwie klappen sie dann doch. Wie langweilig wäre mein Leben ohne meine dauernden verrückten Einfälle, meine Spontaneität, meinen Elan und meine unermüdliche Neugier, etwas auszuprobieren? Ich habe zahlreiche Freunde, die von einer deutlichen AD(H)S betroffen sind, dabei aber erfolgreich und zufrieden sind. Einer meiner Freunde ist gerade 70 Jahre alt geworden. Er hat ganz viele neue Geschäftsideen, und jeder wundert sich über seinen Elan, seine Vitalität und seinen Einfallsreichtum. (Ja, manchmal altern AD(H)Sler sogar viel später, weil ihre Power sie so lange jung hält.) Wir müssen beide immer wieder lachen, wenn wir uns treffen, weil uns diese Art der springenden Gedanken eint, dieser unerschütterliche Glaube, es doch irgendwie zu schaffen und Ziele auf eine Art zu erreichen, auf die neurotypische Menschen gar nicht kommen würden.

Wichtig ist es für AD(H)S-Betroffene, den richtigen Platz für sich zu finden. Der AD(H)S-Betroffene muss erkennen, was er mit seiner genetischen Ausstattung besonders braucht. Und das sind vor allem: Bewegung und Abwechslung.

Das Erlernen von Disziplin, Geduld und Gelassenheit ist für den AD(H)Sler eine immerwährende Herausforderung. Doch welcher Mensch kommt schon vollkommen auf die Welt? Das gelingt weder AD(H)Slern noch neurotypischen Menschen. Wir alle müssen im Verlauf unseres Lebens das dazulernen, was uns fehlt, um unser Leben rund zu machen. Natürlich, AD(H)Sler haben besondere Lebensthemen, die ihnen ein Leben lang immer wieder begegnen und für die sie immer wieder auf erlernte Werkzeuge zurückgreifen müssen: Klarheit, Besonnenheit, Selbstkontrolle und Selbstorganisation. Es ist die mangelnde Selbststeuerung, die dem AD(H)Sler in unserem heutigen Kulturmodus Probleme bereitet. AD(H)S-Betroffene müssen immer wieder daran arbeiten, sich selbst gut zu regulieren und dosiert zu steuern. Dazu werde ich Ihnen in Teil III, »Mit AD(H)S leben«, Techniken aufzeigen.

AUFWACHSEN MIT AD(H)S

AD(H)S zeigt sich wie bereits erwähnt im gesamten Verlauf des Lebens, beginnend bei der Geburt. AD(H)S hat Plagegeister, die im Leben von Betroffenen herumspuken und in den verschiedenen Symptomen sichtbar werden. Wenn man sie nicht kennt, können sie einen immer wieder ordentlich durchrütteln und verantwortlich sein für viele Niederlagen und Misserfolge. Es ist also wichtig, dass man die AD(H)S-Plagegeister kennenlernt und sie auch in ihren Stärken und Schwächen akzeptiert. Wenn das gelingt, kann man sie zudem *für* sich nutzen, weil sie viele quirlige, lustige und spannende Momente schaffen können.

Die verschiedenen AD(H)S-Typen kämpfen dabei mit unterschiedlichen Plagegeistern, sowohl im Kindes- und Jugendalter als auch als Erwachsene. Der folgende Kasten zeigt sowohl die Entwicklung der hyperaktiven AD(H)S im Lebensverlauf als auch die der unaufmerksamen, also der hypoaktiven AD(H)S.

AD(H)S im Verlauf des Lebens

Hyperaktive Form

Kind	Jugendlicher	Erwachsener
Schreikind, Koliken	trotzig, Wutanfälle	Beziehungsstörungen
unzufrieden	impulsiv, zappelig	Arbeitsstörungen
reizoffen, regulationsgestört	unaufmerksam	unkonzentriert, Unfälle
Schlafstörungen	vergesslich, chaotisch	Suchtentwicklung
motorisch unruhig	lustlos, ungeduldig	impulsiv
Unfälle	provokativ	desorganisiert
Trotz, Wutausbrüche	grenzüberschreitend, emotional überreagierend	Stimmungsschwankungen

Hypoaktive Form

Kind	Jugendlicher	Erwachsener
Schreikind, irritierbar	langsam, verträumt	Depression
ängstlich, anklammernd	ablenkbar, empfindlich	Ängste
scheu, unsicher	weinerlich, stimmungslabil	desorganisiert
langsam, umständlich	wenig belastbar, vergesslich	Lern- und Arbeitsprobleme
motorisch ungeschickt	umständlich	Selbstzweifel
Schlafstörungen	mangelnde Ausdauer	

Es ist keineswegs so, dass der Typ unbedingt ein ganzes Leben lang konstant bleibt. Die meisten AD(H)S-Betroffenen haben im Erwachsenenalter einen gemischten Typ. Es ist zudem sehr unterschiedlich, wie stark die einzelnen AD(H)S-Symptome zur Ausprägung kommen. Jeder AD(H)S-Betroffene hat seine ihm ganz eigene individuelle AD(H)S-Symptomatik.

DER HYPERAKTIVE TYP IM VERLAUF DES LEBENS

In der Kindheit ist der hyperaktive Typ vorwiegend bei Jungen zu finden. Im Erwachsenenalter ist das Geschlechtsverhältnis weitgehend gleich. Der hyperaktive Typ zeigt sich dabei oft schon in den ersten Lebensjahren: Die Kinder sind unruhig, reizoffen, und schreien häufiger. Eltern berichten von betroffenen Kindern, dass sie schnell aufwachen und einen strengen Rhythmus brauchen, weil sie sich sonst nicht beruhigen können. Oft haben die Kinder chronische Schlafstörungen und schrecken bei jedem kleinsten Geräusch zusammen. Im Kleinkindalter zeigen sich gehäuft Wutausbrüche; die Autonomiephase wird extrem ausgelebt.
Im Jugendalter werden die Impulsivität und die motorische Unruhe deutlicher. In der Schule fällt auf, dass betroffene Kinder unaufmerksam, vergesslich und chaotisch sind. Häufig sind sie auch lustlos und ungeduldig. Sie kommen nicht in die Gänge. Oft zeigt sich ein provokatives Verhalten, Betroffene lehnen sich ständig auf und protestieren. Eltern haben es schwer, Grenzen zu setzen und das Befolgen von Regeln einzufordern. Schnell entsteht eine Missstimmung. So können AD(H)S-Kinder es als einen Angriff auf ihre Menschenrechte erleben, wenn sie die Geschirrspülmaschine ausräumen sollen. Endlosdiskussionen über nichts können die Eltern zermürben. Die Stimmung von AD(H)S-Jugendlichen ist häufig emotional. Sie haben schnell Wutausbrüche

und können ihr Verhalten nur schwer regulieren. Sie sind häufiger als neurotypische Kinder in Auseinandersetzungen und Streitigkeiten verwickelt; es fällt ihnen schwer, ihre Gefühle zu kontrollieren und zu regulieren. Das kann das ganze Leben lang ein Problem bleiben.

Im Erwachsenenalter werden die AD(H)S-Symptome in schulischen und beruflichen Bereichen deutlich. Die Unkonzentriertheit, die Unzuverlässigkeit, das mangelnde Zeitgefühl, die Probleme damit, Arbeiten rechtzeitig anzufangen und zu Ende zu bringen, all das fällt zunehmend negativ auf. Oft wird kein der Begabung angemessener beruflicher Abschluss erreicht. AD(H)S-Betroffene bleiben so häufig unter ihren potenziellen Möglichkeiten. Sie brechen die Schule ab, oder es gelingt ihnen nicht, eine Ausbildung an der Universität oder in einem Betrieb abzuschließen.

Gleichzeitig bewahren sich AD(H)Sler häufig ihren Kampfgeist, stellen vieles infrage, ecken mit endlosen Gerechtigkeitsdiskussionen an. Sie können sich in Themen verbeißen und weichen unter Umständen keinen Zentimeter von ihrer Meinung ab. Das kann sie für ihre Mitmenschen anstrengend machen. Mit ihren heftigen Gefühlsausbrüchen können sie andere verletzen und die Sympathie ihrer Mitmenschen verspielen. Andere Menschen wollen nicht der Blitzableiter der AD(H)S-bedingten emotionalen Überreaktionen sein.

Zwar hält die für hyperaktive Kinder so typische Unruhe auch im Erwachsenenalter an, das heißt, auch erwachsene AD(H)Sler sind unruhig, getrieben und angespannt. Oft haben sie jedoch gelernt, diese innere Unruhe zu verbergen. Dann gelingt es ihnen zwar, einigermaßen ruhig zu wirken, sie sind aber immer noch voller Anspannung und Nervosität. Manchmal merkt man es daran, dass sie mit den Haaren spielen, den Fingern trommeln oder die Füße dauernd bewegen müssen und nicht lange still sitzen können. Es fällt ihnen schwer, zur Ruhe zu kommen und zu entspannen, einfach mal abzuschalten. Die Gedanken im Kopf kreisen, die Gedankenwaschmaschine rödelt unentwegt den ganzen Tag, und auch abends lassen sich die Gedanken nicht einfach abstellen. Das kann dazu führen, dass Betroffene Schwierigkeiten haben, in den Schlaf zu finden.

Die hyperaktiven AD(H)S-Betroffenen entwickeln häufiger eine sogenannte externalisierte Störung, also eine Störung des Sozialverhaltens mit impulsivem Verhalten, eventuell sogar mit einem Suchtverhalten. Beziehungskonflikte sind bei Betroffenen aus den gleichen Gründen ebenfalls häufiger.

DER UNAUFMERKSAME TYP IM VERLAUF DES LEBENS

Im Kindesalter zeigt sich der unaufmerksame oder hypoaktive Typ vorwiegend bei Mädchen. Dieser Typ ist weniger auffällig und wird deswegen seltener diagnostiziert. Auch hier sind die Kinder irritierbar, erschrecken schnell und können eine ausgeprägte Schlafstörung entwickeln. Im Vordergrund steht jedoch ein ängstliches und klammerndes Verhalten. Betroffene Kinder hängen ihrer Mutter immer am Rockzipfel, fangen bei der kleinsten Gelegenheit zu weinen an und flüchten zu ihrer Mutter auf den Schoß. Früher sagte man zu diesen Kindern, dass sie zu nahe am Wasser gebaut seien. Sie sind scheu und unsicher, oft auch langsam und umständlich. Sie sind verträumt, häufig verloren in ihren Gedanken. Hinzu kommt oft eine motorische Ungeschicklichkeit. Hypoaktive Kinder sind schnell überwältigt von dem, was um sie herum passiert. Das macht sie unsicher und wenig belastbar. Sie können sich nicht gut wehren, weil sie zu langsam sind und ihnen der richtige Konter nicht gleich einfällt.

Im Jugendalter bleiben Sie langsam und verträumt. Sie fühlen sich oft abgelehnt und reagieren hypersensibel auf ihre Umwelt. Sie nehmen sich alles zu Herzen und ihre Stimmung kann augenblicklich entgleisen, wenn sie sich angegriffen oder missachtet fühlen. Sie sind umständlich und vergesslich. Ihre Ausdauer ist gering.
Im Erwachsenenalter entwickeln Betroffene häufiger internalisierte Störungen wie Depressionen und Ängste. Sie bleiben auch oft in ihrem Arbeitsverhalten desorganisiert, und viele von ihnen entwickeln Lern -und Arbeitsprobleme.
Schwierig wird für Betroffene und Angehörige, wenn in einer Familie mehrere Mitglieder von AD(H)S betroffen sind. Das kommt aufgrund der Erblichkeit sogar ziemlich oft vor. Hier können sich die AD(H)S-Symptome der Familienmitglieder gegenseitig verstärken. Niemand kann einen AD(H)Sler schneller reizen als ein anderer Betroffener. Gleichzeitig kann einen aber auch kein anderer besser verstehen.
Auch im Alter bleibt diese Form von AD(H)S bestehen – nur denkt hier niemand mehr an AD(H)S, sofern es nicht bereits in der Kindheit diagnostiziert wurde. Wir wissen, dass AD(H)S-Betroffene früher Erschöpfungssymptome entwickeln oder auch das Gefühl haben, an Demenz erkrankt zu sein, weil sie so vieles vergessen. Was viele nicht wissen: Es ist nie zu spät für eine Diagnose. Selbst AD(H)S-Patienten, die bereits die 60 Lebensjahre überschritten haben, kann geholfen werden. Sie können auch im Alter medikamentös eingestellt werden, wenn zuvor die richtige Diagnose gestellt und sie auf AD(H)S behandelt werden. Viele Behandlungsoptionen werden leider vergeben, weil Psychiater und Psychotherapeuten gar nicht mehr an diese Diagnose denken, wenn ältere, nicht diagnostizierte AD(H)S-Patienten plötzlich vor ihnen stehen.

AD(H)S BEI MÄDCHEN VS. AD(H)S BEI JUNGEN

Während Jungen und Männer mit hyperaktiver AD(H)S laut und ungestüm sind, zeigen sich unaufmerksame Mädchen verträumt und abwesend. Das wird meist nicht als Störung wahrgenommen. Im Erwachsenenalter gleichen sich die Typen der AD(H)S an und meistens sehen wir Mischformen.
Interessant ist, dass zunehmend wissenschaftlich erfasst wird, dass Frauen viel später diagnostiziert werden; oft werden sie überhaupt nicht diagnostiziert. Dabei ist AD(H)S auch für Frauen relevant, weil sie in vielen Lebensbereichen oft weit unter ihren Möglichkeiten bleiben und ein hohes Risiko für die Entwicklung einer Depression haben. Das darunter liegende AD(H)S wird auch dann meist nicht erkannt und damit werden wichtige Therapieoptionen vergeben.

DIE SUCHE NACH DEM KICK

Viele hyperaktive AD(H)Sler suchen ständig das Risiko, ja, sie fühlen sich förmlich vom Risiko angezogen und setzen sich nur allzu gerne Situationen aus, in denen das Stresshormon Adrenalin ausgeschüttet wird. Wir nennen das wie bereits erwähnt Sensationseeking, die Suche nach dem Kick. Diese AD(H)S-Betroffenen sind »Adrenalin-Junkies«. Das hängt direkt mit ihrer neurobiologischen Besonderheit zusammen. So paradox es klingen mag, suchen AD(H)Sler den Kick, um ruhig und entspannt zu werden. Sie stürzen sich beim Bungee-Jumping kopfüber im freien Fall in die Tiefe. Hinterher fühlen sie sich tagelang wohl und entspannt. Sie rasen mit Tempo 200 über die voll befahrene Autobahn und entspannen sich dabei. Richtigen Stress bekommen sie dagegen, wenn sie im Stau stehen müssen.

Achtung, Unfallgefahr!

AD(H)S-Betroffene erleiden (und verursachen) viermal häufiger Unfälle als neurotypische Menschen und verunglücken deutlich schwerer. Sie verunfallen jedoch nicht nur, weil sie den Kick suchen und sich in riskante Situationen begeben, sondern auch weil sie unkonzentriert und unaufmerksam sind. Viele AD(H)S-Betroffene fahren zudem riskant Auto, weil sie glauben, keine Zeit zu haben, oder weil sie zu spät losgefahren oder einfach ungeduldig sind. Sie suchen den Kick in riskanten Überholmanövern und sind genervt von »Schleichern«, die sich an die Geschwindigkeitsbegrenzungen halten.[13]

Ihre Angehörigen sind währenddessen dem Dauerstress ausgesetzt, ständig müssen sie um das Leben ihrer geliebten AD(H)Sler fürchten. Es bleibt ihnen unverständlich, warum man sich freiwillig in Situationen begibt, die einen das Leben kosten können. Denn leider gibt es den massiven Adrenalinkick für viele AD(H)S-Betroffene erst bei wirklicher Lebensgefahr. Um dies zu erreichen, nimmt ein AD(H)Sler einiges auf sich.[14]

Bei der Sucht nach Risiko ist auch Neugier ein wichtiges Motiv: Es ist erstaunlich, wie bereitwillig Jugendliche mit AD(H)S Drogen ausprobieren, ohne die Konsequenzen zu bedenken, und diese auch in Situationen konsumieren, in denen sie überhaupt nicht geschützt sind. Es ist die Suche nach noch mehr Leben, noch mehr Ereignissen, noch mehr Fun, die den gesunden Menschenverstand in den Hintergrund drängt. So erleben AD(H)S-Betroffene häufiger als neurotypische Menschen traumatische Situationen, weil sie sich bereitwillig ins Risiko stürzen und weil sie sich selbst nicht steuern können.

ERHÖHTE KRIMINALITÄT

Ein Teil der AD(H)S-Betroffenen wird häufiger straffällig als neurotypische Menschen. Allerdings sind AD(H)S-Betroffene meist nicht die Täter, die skrupellos ihren Vorteil suchen. Es sind vielmehr solche, die sich schnell in Schlägereien verwickeln lassen. Es sind kleine Drogendealer, die selbst Drogenprobleme haben. Oder es sind jene, die Delikte wie Körperverletzung begehen, weil die Situation mit einem anderen AD(H)Sler so schnell eskaliert ist. Es sind nicht die vorsätzlichen Verbrechen, die diese Menschen ins Gefängnis bringen, sondern eher die kopflosen Reaktionen und das schnelle Ausrasten bei Provokationen. Manche bedenken auch nicht ausreichend die Folgen ihrer Handlungen und die Konsequenzen ihres Tuns. Hier zeigt sich die bereits erwähnte Störung der Planungsfunktionen und damit der Selbststeuerung in ihrer extremen Form.
Eine dänische Studie zeigt, dass AD(H)S-Betroffene eine um 60 Prozent höhere Wahrscheinlichkeit haben, wegen einer Straftat verurteilt zu werden, und eine um 70 Prozent höhere Wahrscheinlichkeit, inhaftiert zu werden.[15] Es konnte auch gezeigt werden, dass bei über 30 Prozent der von AD(H)S betroffenen Männer die Kriminalität um 30 Prozent zurückgeht, wenn eine medikamentöse Behandlung mit Stimulanzien erfolgt. Bei Frauen zeigt sich sogar ein Rückgang von 40 Prozent.[16]
AD(H)Sler sind im Vergleich zu neurotypischen Menschen zudem doppelt so häufig Täter von körperlicher Gewalt, aber auch um 65 Prozent häufiger Opfer solcher Gewalt.[17] Sie neigen zu provozierendem und riskantem Verhalten, sind selbst impulsiv und können sich schlecht kontrollieren. Besonders AD(H)S-betroffene Frauen und Kinder werden schneller zum Opfer. Neben den genannten Ursachen können sie sich zudem nicht ausreichend schützen und zur Wehr setzen.

Straffälligkeit von AD(H)S-Betroffenen[18]

- ✔ männliche Normalbevölkerung: 9 Prozent
- ✔ männliche AD(H)S-Betroffene: 36,5 Prozent
- ✔ weibliche Normalbevölkerung: 2,2 Prozent
- ✔ weibliche AD(H)S-Betroffene: 15,7 Prozent

Aus der Praxis

Noah erhielt im Kindesalter die Diagnose AD(H)S, aber er fand es doof, dagegen Pillen zu nehmen. Also fing er bereits mit zehn Jahren an zu rauchen. Mit 13 Jahren konsumierte er bereits regelmäßig Cannabis. »Mit Cannabis war ich einfach nicht mehr so unruhig und angespannt«, sagt er. Allerdings ging es seitdem auch in der Schule bergab. Mit 15 Jahren begann Noah, auf dem Schulhof zu dealen. Er stellte fest, dass sich damit einfach und viel Geld verdienen ließ.

Irgendwann bemerkte er, dass er mit Speed und Amphetaminen klarer und besser denken konnte. Als Dealer stieg er auf, weil er nun mit Kokain handelte. Da gab es einfach mehr Geld. Bald stieg Noah auch selbst auf Kokain um. Er erlebte die Wirkung als edler und klarer. Es war nicht einfach nur ein dumpfer Rausch, er behielt einen klaren Kopf.

Mit dem vielen Geld wurde Noah kaufsüchtig. Er fühlte sich großartig, weil er das Gefühl hatte, sich alles kaufen zu können. So kaufte er immer mehr und warf das Geld förmlich aus dem Fenster. Irgendwann flog er auf und jetzt sitzt er im Gefängnis. Er weiß nicht, wie er da hineingeraten sei, es sah doch immer so gut aus …

ZUSAMMENFASSUNG

→ AD(H)S ist eine Normvariante menschlichen Seins und erst bei stärkerer Ausprägung behandlungsbedürftig.

→ Jeder AD(H)S-Betroffene hat seine ihm ganz eigene individuelle AD(H)S-Symptomatik.

→ Viele AD(H)S-Betroffene erleben im Verlauf ihres Lebens Stigmatisierung und Diskriminierung, was psychischen Stress auslöst und ihre Lebensqualität einschränkt.

→ Es ist nie zu spät für eine AD(H)S-Diagnose. Leider bleiben viele AD(H)S-Betroffene und insbesondere Frauen jedoch selbst im Erwachsenenalter undiagnostiziert.

→ AD(H)S-Betroffene bleiben undiagnostiziert oder unbehandelt häufig unter ihren Möglichkeiten. Sie haben das Risiko, einen geringeren Bildungsstand zu erreichen, und dies kann ein geringeres Einkommen und eine geringere Rente zur Folge haben.

→ Viele hyperaktive AD(H)S-Betroffene sind wahre »Adrenalin-Junkies« und setzen sich Gefahrensituationen aus, was paradoxerweise eine entspannende Wirkung auf sie hat.

→ AD(H)S-Betroffene haben ein höheres Risiko, kriminell zu werden. Das liegt an ihrer Impulsivität und ihrer schlechten Selbststeuerung.

AD(H)S im Alltag

Da Betroffene mit AD(H)S zur Welt kommen, bildet sich diese Besonderheit auch immer in ihrem Lebenslauf ab. Unter großen Anforderungen und Stress können AD(H)S-Symptome noch deutlicher zutage treten als im gewöhnlichen Alltag und können größere Probleme machen. Im Verlauf des Lebens beeinflusst AD(H)S so alle Lebensbereiche der Betroffenen.

Familienangehörige, Partner, Freunde und sogar Fremde bekommen die Eigenheiten der AD(H)Sler auch zu spüren. Unter der mangelnden Selbstdisziplin, dem geringen Durchhaltevermögen, der Aufschieberitis und der Verpeiltheit der Betroffenen müssen sie manchmal ganz schön leiden. Die Erfahrung, dass sie sich auf

AD(H)S beeinflusst alle Lebensbereiche

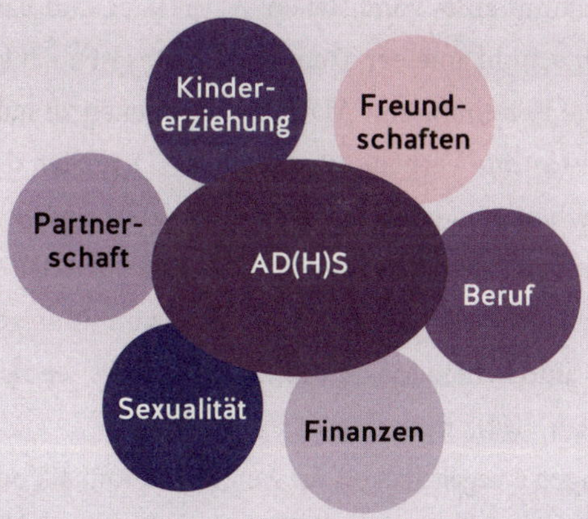

AD(H)Sler nicht verlassen können, ist irritierend und ärgerlich. Es kann aber auch verunsichern und kränken. An den Angehörigen, die versuchen, die Defizite der AD(H)Sler auszugleichen, bleibt die Arbeit oft hängen. Nicht immer bekommen sie dafür Dankbarkeit und Wertschätzung. Immer wieder erlebe ich, dass auch Angehörige ein Burn-out bekommen. Für AD(H)Sler mitzudenken und ihre Arbeit zu machen, kann einen erschöpfen. AD(H)S-Betroffene können auf die Dauer die Sympathien ihrer Nächsten und Liebsten verspielen, wenn die immer wieder darunter leiden müssen, dass Aufgaben nicht rechtzeitig angefangen oder zu Ende gebracht werden und dass sich AD(H)Sler vor unangenehmen Arbeiten drücken.

AD(H)S UND PARTNERSCHAFT

Das Zerbrechen einer Familie gehört zu den schwersten Lebenskrisen. Zu dem seelischen Leid für alle Betroffenen kommen die finanziellen Folgen, die oft Ursache jahrelanger Kämpfe sind. Und AD(H)S-Betroffene kämpfen gerne und ausdauernd. Ich möchte diesem Abschnitt eines voranstellen: AD(H)Sler sind natürlich nicht immer schuld an einer Trennung, und es ist auch keine Zumutung, eine Beziehung mit AD(H)S-Betroffenen zu haben. Es gibt aber bestimmte Verhaltensweisen der AD(H)Sler, die es Angehörigen oder anderen geliebten Menschen schwer machen und die daher neben den vielen liebenswerten Eigenschaften der AD(H)Sler auch angeschaut werden sollten. Klein et al. konnte zeigen, dass die Trennungs- und Scheidungsrate sich verdreifacht, wenn einer der Partner von AD(H)S betroffen ist.[19]

In Beziehungen spiegelt sich oft die ganze Symptomatik der AD(H)S wider. Kaum jemand regt einen AD(H)Sler schneller auf als ein naher Angehöriger, der ihm viel bedeutet. Leider ist es oft so, dass die Menschen, die den AD(H)S-Betroffenen am nächsten stehen, am meisten unter deren Impulsivität leiden. Während sie sich bei Fremden noch beherrschen können, lassen AD(H)S-Betroffene öfter ihrem Unmut und ihrer Aggression in nahen Beziehungen freien Lauf. In meinem Buch *AD(H)S – erfolgreiche Strategien für Erwachsene und Kinder* habe ich das Bild »Mimose, mit einer Holzkeule bewaffnet« verwendet. AD(H)S-Betroffene sind empfindlich und verletzbar (mimosenhaft), aber sie können heftig (mit der verbalen Holzkeule) austeilen, wenn sie sich angegriffen fühlen. Da ihr Zeitgefühl schlecht ist, haben sie schnell wieder alles vergessen und erinnern sich oft gar nicht mehr so richtig an die Situation, die vor einer Stunde eskaliert ist. Gestern erleben sie schon als »damals«, weit weg aus ihren Erinnerungen. Viele AD(H)Sler können dann nur schwer nachvollziehen, warum ihre Partner immer so nachtragend sind. Das kann manchen Angehörigen immer wieder von Neuem die Fassung rauben. Schwierig kann es für Angehörige auch sein, dass die Stimmung so schnell kippen kann. So mancher Angehöriger wähnt sich auf einem Pulverfass, dass immer wieder unberechenbar zu explodieren droht. Gerade war die Stimmung noch gut, im nächsten Moment kippt sie wegen einer kleinen Bemerkung, die unbedacht und harmlos war.

Aus der Praxis

Die Ehefrau eines AD(H)S-Patienten sagte mir einmal, dass sie das Gefühl habe, dass sie sich mit Samtpfoten fortbewegen müsse, weil jede falsche Bewegung wieder eine unvorhersehbare Reaktion bei ihrem Ehemann auslösen könne. Das kann für Partner anstrengend sein, und so manche leben in einem Dauerstress, weil sie nie genau wissen, wann die Stimmung wieder unvermittelt kippen kann.

Partner und Angehörige berichten auch häufiger, dass sie das Gefühl haben, dass der AD(H)Sler ihnen nie richtig zuhört. Sie erleben es als kränkendes Desinteresse, denn sie wissen nicht, dass es die neurobiologische Besonderheit ihres Gegenübers ist, die dafür sorgt, dass er es einfach nicht anders kann. Sie wissen nichts davon, dass der AD(H)S-Betroffene große Probleme damit hat, Informationen abzuspeichern und wieder abzurufen.
Genauso kann das notorische Zuspätkommen vieler AD(H)S-Betroffenen für Angehörige sehr irritierend und eine Quelle von Ärger sein. Immer auf den Partner warten zu müssen, kann ebenfalls das Gefühl entstehen lassen, dass er kein Interesse an einem hat. Es ist deshalb so wichtig, dass sich Partner von AD(H)Slern mit AD(H)S beschäftigen. Natürlich darf AD(H)S nicht als Ausre-

AD(H)S ist kein Freibrief

Oft bemerken AD(H)S-Betroffene nicht einmal, dass sie andere kränken oder verletzen. Sie wollen das nicht, sondern es passiert durch ihre AD(H)S-Besonderheiten. Dennoch müssen sie lernen, selbst die Verantwortung für ihre AD(H)S zu übernehmen. Das setzt voraus, dass sie sich mit ihren Schwierigkeiten auseinandersetzen und an Strategien arbeiten, um mehr Kontrolle über ihre Gefühle und ihr Verhalten zu erlangen. Für AD(H)Sler ist es daher ganz wichtig, sozial(v)erträgliche Verhaltensweisen zu entwickeln. Das tun sie in erster Linie für sich selbst, denn man trägt auch die Verantwortung dafür, wenn man andere Menschen unabsichtlich verletzt. Und unter der Reaktion der Mitmenschen, die sich gekränkt zurückziehen, müssen auch AD(H)S-Betroffene wieder leiden.

de benutzt werden, aber eine Erklärung, warum der AD(H)S-Betroffene so handelt, kann sehr hilfreich für Angehörige sein. Auch das Chaos, in dem AD(H)S-Betroffene leben, kann für Angehörige zum echten Problem werden. Das Problem ist dann nicht nur die eine Socke oder die eine Hose, die schon wieder herumliegt. Es ist die tägliche Missachtung des Partners, der sich in all dem Chaos einfach nicht wohlfühlt. Auch ein »Normalo« will in seinen Bedürfnissen wahrgenommen und respektiert werden. Viele Angehörige sind empfindlich in ihrer Lebensweise gestört, wenn sie immer wieder im Chaos leben müssen. Es beeinflusst ihr Wohlbefinden.

Das Schwarz-Weiß-Denken von AD(H)Slern kann ebenfalls ein häufiges Beziehungsthema sein. »Ganz oder gar nicht« ist oft der Normalzustand: Entweder sie sind total begeistert und brennen Feuer und Flamme für irgendetwas, oder sie verlieren kurz danach schnell die Lust, wenn etwas anstrengend und schwierig wird. So können sie sich auch für einen anderen Menschen schnell begeistern, dann aber auch ebenso schnell das Interesse verlieren, wenn ihnen etwas an ihm nicht passt. Für Partner kann es so stressig werden, wenn die vielen Farbtöne zwischen schwarz oder weiß nicht gelebt werden können.

Gleichermaßen haben AD(H)S-Betroffene oft zwei Gesichter: So können sie einerseits sehr einfühlsam, hilfsbereit und unterstützend sein. Wenn ihnen aber etwas in die Quere kommt, können sie bereits in der nächsten Sekunde heftig und impulsiv reagieren. Das kann für Angehörige durchaus irritierend sein. Sie lieben die weiche und einfühlsame Seite, doch die Härte, Impulsivität und Unerbittlichkeit, die sich oft unerwartet zeigt, wenn die scharf gestellte Alarmanlage wieder ausgelöst wurde, kann sie auch immer wieder belasten.

All das kann dazu führen, dass sich Beziehungen asymmetrisch entwickeln. Der AD(H)Sler gibt immer mehr Verantwortung ab, lässt den Partner die wichtigen Aufgaben erledigen und macht selbst nur noch das, was ihm Spaß macht. Das ist keine Beziehung auf Augenhöhe. Die Partner bekommen dann zu hören, dass sie ständig über den AD(H)Sler bestimmen wollen oder dass sie sich benehmen wie ein Elternteil. Es ist tatsächlich oft so: Der AD(H)Sler ist in eine Kinderrolle gerutscht und drückt sich vor den Pflichten des Lebens.

Das Ergebnis ist, dass beide Partner unglücklich mit ihrer Rolle sind.

Auch die Sexualität leidet, denn wer hat schon gerne Sex mit einer Elternfigur oder mit einem kleinen trotzigen Kind? Wenn man in diese kranken Rollen einmal hineingeraten ist, ist es schwer, wieder herauszukommen. Oft geht das nur mit Paartherapie.

Das Scheitern von Beziehungen lässt sich abwenden, wenn AD(H)S-Betroffene sich mit ihren AD(H)S-Problemen auseinandersetzen und bereit sind, sich einzugestehen, dass ihr Verhalten verletzen kann. In meinen Therapieangeboten arbeiten wir immer an der Sozialverträglichkeit. Gefühlsausbrüche und Authentizität haben ihre Grenzen, wenn sie den Partner verletzen. AD(H)S-Betroffene müssen oft auch lernen, die Bedürfnisse des Partners zu respektieren. Neurotypische Menschen brauchen mitunter mehr Ordnung, mehr Harmonie, mehr Ruhe und mehr Stabilität, um sich wohl und zufrieden zu fühlen. Sie können sehr gestresst werden, wenn der AD(H)Sler ständig Action braucht und keine Ruhe findet. Natürlich heißt das wie gesagt nicht, dass AD(H)S-Betroffene immer die alleinige Schuld am Scheitern von Beziehungen haben. Aber sie können eine Menge dafür tun, um sozialverträglicher für ihre Partner zu werden.

AD(H)S UND KINDERERZIEHUNG

Aus der Praxis

Die Partnerin eines AD(H)S-Betroffenen fühlt sich mit der Kindererziehung völlig alleingelassen. Ihr Mann erlaubt den Kindern alles, wenn er nach Hause kommt, und sie ist frustriert und entnervt, weil ihre Erziehungsbemühungen immer ins Leere laufen. Sie versucht, die Kinder dazu anzuhalten Ordnung zu halten. Sie möchte auch durchsetzen, dass die Kinder im Haushalt mithelfen, weil sie es wichtig findet, dass Kinder Aufgaben und Pflichten haben. Wenn ihr Mann nach Hause kommt, dann möchte er keinen Stress und keine Diskussionen. Er erlaubt den Kindern Videospiele, damit sie Ruhe geben, und sagt ihnen, dass sie zu Hause nicht mitarbeiten müssen, weil die Mama ja schließlich den ganzen Tag zu Hause sei. Seine Partnerin empfindet das als Respektlosigkeit und befürchtet zudem, den Respekt der Kinder zu verlieren.

Da AD(H)S eine genetische Besonderheit ist, finden wir meist mehrere AD(H)S-Betroffene in einer Familie. Je mehr AD(H)S-Betroffene in einer Familie aufeinandertreffen, desto schwieriger wird das Familienleben. Da ist Feuer in der Hütte und Letztere brennt auch mal lichterloh. Wenn so viel Impulsivität und gegebenenfalls Suchterkrankungen aufeinanderprallen, kann es zudem zu Gewalt und Entgleisungen kommen, unter denen besonders Kinder leiden. Das ist auch ein Grund, warum AD(H)S-Betroffene häufiger als neurotypische Menschen unter einer posttraumatischen Belastungsstörung leiden. In der Kindererziehung kann es zu weiteren Konflikten kommen, da AD(H)S-Betroffene meist nicht sonderlich konsequent sind. Es fällt ihnen schwer, sich an gemeinsame partnerschaftliche Regeln und Vereinbarungen zu halten, weil sie die Abmachungen und Regeln schnell wieder vergessen, um die der Partner immer wieder ringt. Das Problem dabei: Wenn Eltern kein gemeinsames Erziehungskonzept haben oder, noch schlimmer, dieses nicht gemeinsam durchsetzen, wird Erziehung schwierig und Kinder machen, was sie wollen, besonders wenn sie AD(H)S haben, was aufgrund der Erblichkeit häufig vorkommt. Wenn mehrere Mimosen mit Holzkeulen in Familien unterwegs sind, dann sind alle AD(H)S-Betroffenen empfindlich und teilen heftig aus. Da kann schnell aus einer Mücke ein Elefant werden und aus einem harmlosen Streit können sich Familiendramen entwickeln.

Ich möchte an dieser Stelle noch einmal betonen, dass AD(H)S-Betroffene ganz großartige Seiten haben, die sie zu originellen und engagierten Menschen machen, die mit tollen Ideen und Kreativität unser aller Leben und insbesondere das von Kindern bereichern. Meist wird es nie langweilig mit ihnen, und ihre Flexibilität kann beeindruckend sein. Aber es gibt auch die Notwendigkeit, sich mit den Schattenseiten der AD(H)S auseinanderzusetzen.

AD(H)S UND SEXUALITÄT

Auch die Sexualität ist von AD(H)S beeinflusst. Es kann sich eine Hypersexualität zeigen. Betroffene fühlen sich dann ständig sexuell erregt und erleben das Erobern von Männern oder Frauen als Jagd und nicht als Teil einer romantischen Beziehung. Wenn sie dann die Antilope erlegt haben, können sie schnell das Interesse an dem Sexualpartner verlieren und nach einer neuen Beute Ausschau halten. Wir sehen bei AD(H)S häufiger Sexsucht, einen höheren Pornokonsum und ein riskantes Sexualverhalten. Damit ist gemeint, dass schneller Sex gesucht wird und eventuell keine Verhütung und damit auch kein Schutz vor Geschlechtserkrankungen stattfindet. Entsprechend ist die Rate von Geschlechtserkrankungen höher ebenso wie ungewollte Schwangerschaften.[20]

Frauen haben häufiger das Problem, dass sie beim Sex sehr ablenkbar sind, was ihre Lust negativ beeinflussen kann. Sie sind dann auch während des Sex fahrig und unkonzentriert und entwickeln dann weniger intensive Gefühle der Lust, weil sie sich nicht voll darauf einlassen können.

AD(H)S UND FREUNDSCHAFTEN

AD(H)S-Freundschaften können instabil sein. Anfänglich kann viel Begeisterung und eine hohe Intensität vorausgehen. Aber genauso wie in Partnerschaften können Freundschaften durch das Verhalten der AD(H)Sler belastet sein. Unzuverlässigkeit, Stimmungsschwankungen, ständiges Zuspätkommen oder der Umstand, dass sie nicht zuhören, weil die Gedanken schon wieder abschweifen, können für den Freund oder die Freundin eine Belastung sein und als kränkend erlebt werden. AD(H)Sler können als launisch, unberechenbar und aggressiv wahrgenommen werden, wenn ihnen im Eifer des Gefechtes mal wieder der Gaul durchgeht, auch wenn sie es gar nicht so gemeint haben. Das passiert besonders, wenn sie gestresst sind.

Andererseits können AD(H)S-Betroffene auch engagiert und selbstlos sein und einen hohen Einsatz für andere Menschen erbringen, oft mehr als neurotypische Menschen. Das Problem ist, dass sie dies meist nicht konstant tun können. Freunde verstehen genauso wie Partner oft nicht, warum der einsatzfreudige und unterstützende Freund sich lange nicht meldet, ungehalten reagiert oder sich wegen Kleinigkeiten gekränkt abwendet. AD(H)S-Betroffene werden so häufiger als launisch und unzuverlässig wahrgenommen.

AD(H)S UND BERUF

AD(H)S-Betroffene wechseln häufiger ihre Arbeitsstellen und ihnen wird auch öfter gekündigt. Sie glauben zudem oft, gemobbt zu werden. Entnervte Arbeitskollegen, die es satthaben, immer für AD(H)Sler mitzudenken und mitzuarbeiten und die gestresst sind von unzuverlässigen Arbeiten auf den letzten Drücker, können für den Betroffenen unangenehm werden. Das ist aber kein Mobbing. Ist das Sympathiepolster aufgebraucht, kann es für AD(H)Sler einfach brenzlig werden. Wenn die Arbeitskollegen – zermürbt von ständigem Zuspätkommen und den vielen Ausreden der AD(H)S-Betroffenen – anfangen, nach deren Fehlern und Fehlverhalten zu suchen, dann können sie oft schnell fündig werden. AD(H)S-Betroffene sind angreifbar, weil sie ja tatsächlich vergesslicher sind und unzuverlässiger arbeiten. Die unaufmerksamen AD(H)Sler arbeiten zusätzlich langsamer als ihre Kollegen. Wenn AD(H)S-Betroffene sich an jeder neuen Arbeitsstelle erneut gemobbt fühlen, sollten sie darüber nachdenken, ob es nicht doch auch an ihnen liegt, dass ihre Mitmenschen sie nicht mehr unterstützen. Tatsächlich werden AD(H)S-Betroffene aber auch häufiger gemobbt.[21] Mit ihrer ungestümen Art ecken sie oft an, und sie können unbeabsichtigt mit ihrem Verhalten provozieren. Insbesondere die hyperaktiven AD(H)Sler können so auch selbst zu Mobbern werden.[22]

Die unaufmerksamen AD(H)Sler sind meist eher Opfer, weil sie sich nicht gut behaupten und zur Wehr setzen können. Sie sind oft zu langsam und zu wenig schlagfertig. Häufig fehlt ihnen auch das Selbstwertgefühl, um anderen Grenzen zu setzen.

Und wie sieht es mit der Arbeitslosigkeit aus? Die Gruppe der Langzeitarbeitslosen hat einen überproportionalen Anteil von AD(H)S-Betroffenen. Aufgrund der Störung ihrer Planungsfunktionen können sie oft keine konstante und zuverlässige Arbeitsleistung erbringen.[23] Für AD(H)S-Betroffene ist es wichtig, den richtigen Platz zu finden. Ein Beruf, der sie nicht wirklich interessiert und für den sie nicht brennen, wird ihnen große Probleme bereiten. AD(H)Sler sind belohnungsorientiert und brauchen Spaß, Spannung und Abwechslung. Was sie nur schwer aushalten, sind langweilige und monotone Berufe, die auch noch Genauigkeit und Perfektion verlangen. Es ist deshalb sehr wichtig, dass AD(H)S-Betroffene sich mit ihrem Stärke- und Schwächeprofil auseinandersetzen und einen Beruf wählen, der ihren Stärken und ihrer besonderen Art zu sein entspricht. Sie brauchen Action, Abwechslung und Bewegung, und sie brauchen Motivation und Interesse, um beruflich erfolgreich zu sein. Ich rate so manchem AD(H)S-Betroffenen dazu, auf einen anderen Beruf umzuschulen, denn wenn sie gelangweilt sind, funktioniert weder Motivation noch Engagement. AD(H)S-Betroffene suchen auch Herausforderungen und danach, etwas Sinnhaftes in ihrem Arbeitsleben umzusetzen.

AD(H)S UND FINANZEN

Das Haushalten mit Geld setzt gute Planungsfunktionen voraus. Gestörte Planungsfunktionen sind allerdings ein wesentlicher Teil der AD(H)S, wie wir mittlerweile wissen.

AD(H)S-Betroffenen fehlt oft der Überblick über die Finanzen. Häufig haben sie geringe Ersparnisse, weil sie oft impulsiv eingekauft haben und Unwägbarkeiten in der Zukunft nicht einplanen. So denken sie nicht daran, dass eine Waschmaschine kaputtgehen kann, ebenso wenig, dass die Nebenkosten der Wohnung höher geworden sind. Sie lassen sich leichter Abos aufschwatzen, die sie nicht brauchen, und verpassen dann immer wieder die Kündigungsfrist. Ebenso verlieren sie die Übersicht über die Kredite, die sie aufgenommen haben. Und plötzlich werden diese fällig …

Ich habe häufiger erlebt, dass gut verdienende Patienten durch ihr finanzielles Chaos in eine unnötige Verschuldung geraten. Sie lassen sich leicht zum schnellen Geldausgeben verführen und merken oft nicht einmal, wie viel sie schon wieder ausgegeben haben. Der Kick des Neuen verlockt sie dazu, Sachen zu kaufen, die kurzfristiges Glück versprechen. Dann zahlen sie ihre Rechnungen nicht (rechtzeitig), und schon steht der Gerichtsvollzieher vor der Tür.

Aus der Praxis

Markus ist finanziell total überschuldet. Er hat sich insgesamt 30 000 Euro von Freunden und seinen Eltern geliehen und zusätzlich mehrere Bankkredite aufgenommen. Wo er das ganze Geld gelassen hat, weiß er nicht so richtig. Er hat vieles im Internet gekauft, manches versehentlich sogar doppelt. Mittlerweile quillt seine Bude über vor Papierkartons, viele Bestellungen sind nicht einmal ausgepackt. Er hat auch schon lange nicht mehr auf sein Bankkonto geschaut. Briefe hat er auch nicht mehr aufgemacht, und so reiben sich Inkassobüros die Hände, weil die Mahngebühren mittlerweile höher sind als der geschuldete Betrag selbst.

Markus hat eine Kaufsucht entwickelt. Das sehen wir bei AD(H)Slern häufiger. Es ist genauso ein Kick wie die Suche nach Risiko. Genug ist nicht genug, das nimmersatte Bedürfnis nach noch mehr prädestiniert zur Sucht. Die schlechte Planung und die unzureichenden Kontrollfunktionen der AD(H)S-Betroffenen begünstigt diese Entwicklung. AD(H)S-Betroffene lassen es lange entschlossen so weiter laufen und schieben es lange auf, sich mit der Realität konfrontieren zu müssen. So geraten manche AD(H)Sler in die Schuldenfalle, und immer wieder muss ich Betroffenen raten, eine Insolvenzberatung in Anspruch zu nehmen, um ihre Finanzen neu zu ordnen und sich neu aufzustellen.

ZUSAMMENFASSUNG

→ AD(H)S zeigt sich in allen Lebensbereichen.

→ Partnerschaften und freundschaftliche Beziehungen sind betroffen. Ohne Kenntnis und Behandlung der AD(H)S kommt es häufiger zu Beziehungsabbrüchen und Scheidungen.

→ Auch in der Kindererziehung können sich erhebliche Probleme zeigen, insbesondere wenn Kinder auch von AD(H)S betroffen sind.

→ AD(H)S zeigt sich zudem im beruflichen Alltag. Die schlechten Planungs- und Kontrollfunktionen führen zu Problemen in Bezug auf Zuverlässigkeit, Arbeitsleistung, Teamfähigkeit und konstanter Leistungserbringung.

→ Auch in Bezug auf Sexualität und den Umgang mit Finanzen können AD(H)S-Betroffene Probleme haben.

→ Doch berufliches Scheitern, soziale und partnerschaftliche Belastungen durch AD(H)S müssen nicht sein. Wenn man die »AD(H)S-Plagegeister« erkennt und sich mit ihnen auseinandersetzt, sie akzeptiert und sich die richtige Hilfe holt, dann kann AD(H)S eine große Bereicherung sein – für sich selbst und andere.

AD(H)S und Begleiterkrankungen

Wissenschaftliche Studien zeigen deutlich, dass AD(H)S ein Risikofaktor für die Entwicklung weiterer psychischer Erkrankungen im Erwachsenenalter ist. Über 80 Prozent der erwachsenen AD(H)S-Betroffenen haben mindestens eine weitere seelische Erkrankung und mehr als 50 Prozent sogar zwei. Auch psychosomatische und somatische (körperliche) Erkrankungen treten bei AD(H)S-Betroffenen häufiger auf als bei neurotypischen Menschen.
Das hat mehrere Ursachen. AD(H)Sler sind dünnhäutiger und verletzbarer als andere Menschen. Sie reagieren auf Kränkung und Verletzung heftig und überschießend. Sie interpretieren die Reaktionen ihrer Mitmenschen als feindseliger und negativer – erinnern Sie sich an das scharf gestellte Frühwarnsystem. Das ist zum einen genetisch bedingt. Zum anderen wissen wir aber auch, dass AD(H)S-Betroffene bereits als Kinder mehr negative Lebenserfahrungen machen:

- Sie wurden öfter kritisiert und mussten mehr Kränkungen und Ablehnungen einstecken.
- Sie hatten häufiger das Gefühl zu scheitern, etwa wenn sie zwar für die Klassenarbeit gelernt, die Antworten dann aber trotzdem nicht gewusst haben.
- Sie haben oft oft Termine vergessen und wichtige Sachen verloren.
- Sie sind häufiger ausgeflippt und hatten nie eine Antwort darauf, warum immer der Gaul mit ihnen durchgeht.

- Sie waren seltener zu Kindergeburtstagen eingeladen, entweder weil sie unaufmerksam und verträumt waren und sie kaum jemand wahrgenommen hat, oder weil sie hyperaktiv und damit zu anstrengend für andere Kinder und/oder deren Eltern waren.
- Sie haben die Erfahrung gemacht, dass sie sich Tausende von Malen vorgenommen haben, ihre Pflichten zu erfüllen und mit dem Arbeiten anzufangen, und es doch wieder nicht geschafft haben.
- Sie haben sich tausendmal entschuldigt und Besserung gelobt und doch ist am nächsten Tag das Gleiche wieder passiert.

In der Folge sind sie, wenn sie im Erwachsenenalter ankommen, oft frustriert, entmutigt, verunsichert und manchmal auch schon voller Groll und Bitterkeit, weil sie glauben, dass sie es sowieso niemandem recht machen können, dass sie sowieso scheitern und dass die anderen sie sowieso nur kritisieren werden. Sie haben entweder tiefe Selbstzweifel oder eine Scheißegal-Haltung entwickelt. Beides ist kein guter Start ins Erwachsenenleben.
Ich möchte Ihnen erklären, wie Selbstwertgefühl und Selbstvertrauen entstehen und wie wichtig beides für Ihr Leben ist. Wenn Sie sich etwas vornehmen und diese Aufgabe anschließend bewältigen, dann sind Sie zu Recht stolz auf sich und haben auf Ihrem Erfolgskonto einen Punkt erarbeitet. Viele Punkte auf dem Erfolgskonto machen erfolgreich, und Erfolg macht glücklich. Das setzt voraus, dass man Vorsätze und Pläne erfolgreich abschließen kann. Und hierzu sind insbesondere die Planungsfunktionen notwendig. Vielleicht ist Erfolg eines der besten natürlichen Antidepressiva überhaupt.

Erfolg macht aber nicht nur glücklich, er vermittelt auch ein gutes Selbstwertgefühl. Selbstwertgefühl müssen wir uns selbst erarbeiten. Eltern können ihre Kinder noch so sehr bestätigen, für ein gesundes Selbstwertgefühl reicht das nicht aus. Es ist die Erfahrung, es selbst gestemmt zu haben, auf der sich im Laufe der Persönlichkeitsentwicklung ein stabiles Selbstwertgefühl aufbaut. Das hilft dann auch, im Leben Misserfolge und Niederlagen zu verkraften, weil man damit ein Fundament hat, auf dem man fest stehen kann: »Ich weiß, dass ich es kann. Heute hat es mal nicht geklappt. Ich muss diese Erfahrungen auswerten und einen neuen Anlauf nehmen.« Die Offenheit, den eigenen Misserfolg zu analysieren und daraus zu lernen, macht eine weitere Entwicklung erst möglich. Klar, jeder macht Fehler, und jeder hat Misserfolge. AD(H)S-Betroffene haben nur leider ganz besonders viele, und das zermürbt und frustriert. Wenn man sich nur wenige Erfolgspunkte erarbeiten konnte und sich mit vielen Misserfolgen und Niederlagen auseinandersetzen muss, entstehen Versagensängste, Prüfungsängste, Ängste vor Ablehnung und natürlich auch Scham.

All das – das brüchige Selbstwertgefühl, Scham und Schuldgefühle, dazu immer wieder neue Enttäuschungen und Niederlagen – ist die Basis für die Entwicklung von Depressionen, Angststörungen und sozialen Phobien. Dieselben Erfahrungen können auch eine Suchtentwicklung triggern. Je genauer die Lebensläufe der AD(H)S-Patienten wissenschaftlich untersucht wurden, desto deutlicher wurde es, dass sich im Laufe der Entwicklung und im Erwachsenenalter immer mehr AD(H)S-bedingte Begleiterkrankungen entwickeln. Diese können die AD(H)S so stark überlagern, dass AD(H)S übersehen wird. So finden wir bereits im Kindesalter häufig Begleiterkrankungen, die leider oft nicht im Zusammenhang mit (einer nicht diagnostizierten) AD(H)S gesehen werden.

Erkrankungen, die gehäuft zusammen mit AD(H)S auftreten

- ✔ **Dyslexie (Lese- und Rechtschreibstörung):** 50 Prozent der von Dyslexie Betroffenen haben auch AD(H)S. Viele Erwachsene leiden immer noch daran und erleben es als großen Makel, dass sie die Rechtschreibung nicht beherrschen.
- ✔ **Dyskalkulie (Rechenschwäche):** 20 Prozent der von Dyskalkulie Betroffenen haben auch AD(H)S. Auch sie kann bis ins Erwachsenenalter bestehen bleiben.
- ✔ **Tourette-Syndrom (Tic-Syndrom):** Tourette ist ebenfalls häufig mit dem Auftreten von AD(H)S vergesellschaftet.
- ✔ **Autismus:** Tritt in 10 bis 20 Prozent der AD(H)S-Fälle in Erscheinung. Es ist eine relativ neue Erkenntnis, dass beide erblich bedingten »Besonderheiten« auch gemeinsam auftreten können.
- ✔ **Zwänge:** Viele AD(H)S-Betroffene entwickeln im Laufe ihres Lebens Zwänge verschiedenster Art.
- ✔ **Hohe Unfallrate:** Tritt durch unüberlegtes Handeln bei AD(H)S-Betroffenen in Erscheinung.
- ✔ **Störung des Sozialverhaltens und oppositionelle Verhaltensweisen:** Daraus resultierend gibt es unter AD(H)Slern zudem eine höhere Rate von Straffälligkeit und Schulabbrüchen.
- ✔ **Schlafstörungen:** Viele AD(H)S-Betroffene leiden ihr Leben lang unter Einschlaf- und Durchschlafstörungen.
- ✔ **Epilepsie:** Bei Epilepsie tritt ebenfalls AD(H)S häufiger auf.

Schlafstörungen zeigen sich oft das ganze Leben. Schon AD(H)S-Kinder können unter hartnäckigen Schlafstörungen leiden. Sie finden abends keine Entspannung und werden oft von kleinsten Geräuschen wieder geweckt. Oft brauchen sie auch nur wenig Schlaf, was Eltern zusätzlich fordert. Viele AD(H)Sler haben zudem einen anderen Tag-Nacht-Rhythmus. Sie sind erst gegen Mittag fit und gehen am liebsten im Morgengrauen schlafen. Dass das für einen normalen Berufsalltag nicht gerade förderlich ist, liegt auf der Hand. Das sollte bei der Berufswahl mitbedacht werden, weil damit Berufe, die sehr früh morgens anfangen, nicht unbedingt geeignet sind.

»SIE HABEN KEINE AD(H)S, DAS IST ETWAS ANDERES!«

Im Erwachsenenalter verändert sich die AD(H)S-Symptomatik; die Hyperaktivität und das impulsive Verhalten sind nicht mehr ganz so offensichtlich. Das ist der Grund, warum Psychiater oder Psychotherapeuten gar nicht an AD(H)S denken, wenn nicht diagnostizierte Erwachsene ihre Begleiterscheinungen untersuchen lassen. Hinzu kommt, dass AD(H)S in der Ausbildung von Psychiatern und Psychotherapeuten noch immer viel zu wenig behandelt wird. In Deutschland hat sich die Kinder -und Jugendpsychiatrie getrennt von der Erwachsenenpsychiatrie entwickelt. AD(H)S ist im Kindes- und Jugendalter die häufigste seelische Erkrankung. Jeder Kinderpsychiater weiß das. Er kann es erkennen und behandeln. Früher ist man davon ausgegangen, dass sich AD(H)S im Laufe der Pubertät verwächst. Das hat sich als falsch herausgestellt. Über 65 Prozent der von AD(H)S betroffenen Kinder haben auch im Erwachsenenalter noch deutliche AD(H)S-Symptome, oft wie gesagt sogar mit Begleiterkrankungen.

In ihrer Unkenntnis über AD(H)S fragen viele Psychiater nicht nach den AD(H)S-Symptomen in der Kindheit, nach Konzentrationsstörungen, motorischer Unruhe, Motivationsstörungen und impulsiven Handlungen. Die erwachsenen AD(H)S-Betroffenen kommen ja auch wegen ihrer Depression, ihren Ängsten oder ihres Suchtverhaltens zum Arzt, also wegen der Begleiterkrankungen der AD(H)S, die sich über die AD(H)S-Symptomatik gelegt haben. Unerfahrene Psychiater und Psychotherapeuten erkennen dann nur die Begleiterkrankung und behandeln diese. Wenn aber AD(H)S zusätzlich vorhanden ist, wird die Behandlung der Depression, der Ängste, der Zwänge oder der Suchterkrankung deutlich weniger Erfolg haben, als wenn die zugrunde liegende AD(H)S mitbehandelt wird.

AD(H)S und Hypersensitivität

Besonders die amerikanische Psychologin Elaine Aaron hat darüber viel geschrieben. Medizinisch ist aber Hypersensitivität nicht als Erkrankung anerkannt. Menschen mit Hypersensivität sind hypersensibel. Sie nehmen Geräusche, Licht, Gefühle, Gerüche oder Geschmäcker viel stärker wahr als andere Menschen. Die meisten Menschen, die ich sehe und die von sich sagen, sie seien hypersensitiv, haben auch AD(H)S. Vielleicht ist es für einige Menschen einfacher zu sagen, dass sie hypersensitiv seien, anstatt zu sagen, sie hätten AD(H)S.

In den folgenden Abschnitten schauen wir uns die Begleiterkrankungen detaillierter an.

Der AD(H)S-Eisberg

Bildhaft gesprochen ist AD(H)S wie ein großer Eisberg. Über der Wasseroberfläche zeigen sich die Begleiterkrankungen und Begleiterscheinungen. Unter der Wasseroberfläche sitzt aber der dicke AD(H)S-Eisberg, der erkannt und in die Behandlung mit einbezogen werden muss, häufig aber übersehen wird.

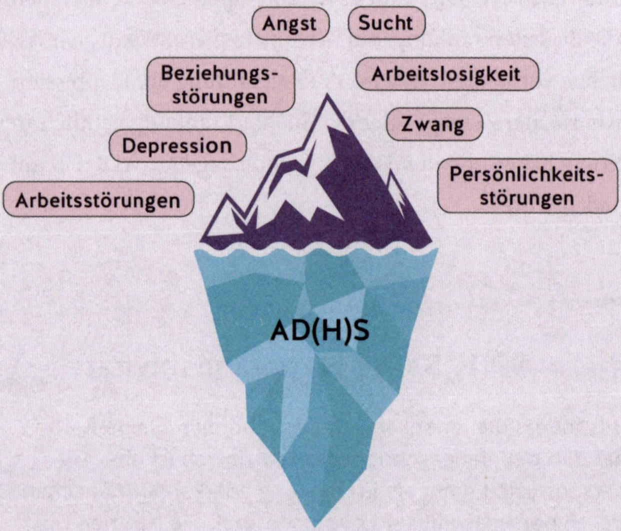

AD(H)S UND DEPRESSIONEN

Als zweithäufigste Erkrankung in Europa sind Depressionen in der Allgemeinbevölkerung sehr verbreitet. Depressionen entstehen multifaktoriell: durch erbliche Veranlagung, durch Kindheitsbelastungen, durch Stress, Überlastung und chronische Konflikte. Gene, Umwelt, Persönlichkeit und Lebensgeschichte beeinflussen sich hier gegenseitig. Das gilt im Übrigen für alle seelischen Erkrankungen.

Erwachsene mit AD(H)S haben nun den höheren Risikofaktor zur Entwicklung von Depressionen. Bis zu 50 Prozent der erwachsenen AD(H)S-Betroffenen leiden unter Depressionen. Ein Grund ist oftmals die schwierige Lebensgeschichte: Betroffene haben viel häufiger Kränkungen und Verletzungen, Misserfolge und Niederlagen erlitten und seltener Erfolgserlebnisse gehabt als neurotypische Menschen. Wie gesagt kommen sie oft schon angeschlagen und mit einem instabilen Selbstwertgefühl im Erwachsenenalter an. Hinzu kommen genetische Faktoren, die wir noch nicht alle genau kennen, die aber bei der Entstehung einer Depression durchaus eine Rolle spielen.
Bei depressiven Menschen scheinen die Lebensgeister zunehmend zu erlöschen. Es ist, als würden die Farben und das Licht immer weniger werden. Alles wird grau, dunkel und negativ. Es ist eine Art Wahrnehmungsverzerrung, weil alles durch diesen Negativfilter eingefärbt wird.
Ein Leben hat so keinen Sinn und Wert, und das eigene Selbstwertgefühl geht verloren. Gedanken kreisen um Schuldgefühle, Scham, Versagen und Krankheit, und auch die Zukunft erscheint trostlos. Alles wird egal oder schwer, und die Zeit scheint stillzustehen. Der Alltag kann kaum mehr bewältigt werden, was das eigene Versagensgefühl noch mehr steigert. In dieser Phase kann es zu Selbstmordgedanken und Selbstmordversuchen kommen. Diese sind leider bei AD(H)S deutlich häufiger.[24] Es gibt Depressionen, in denen die Antriebsstörung überwiegt und in denen es Betroffenen schon schwerfällt, morgens aufzustehen und sich anzuziehen, weil sie sich so energielos fühlen. Es gibt aber auch eine andere Form der Depression, die agitierte Depression. Betroffene sind dann unruhig, getrieben und gereizt. Sie müssen dauernd herumlaufen, finden keine Ruhe und können doch nichts Sinnvolles tun. Auch diese unruhige Depression ist quälend und unerträglich.

Symptome einer Depression

- ✔ niedergeschlagene, gedrückte Stimmung
- ✔ pessimistische Gedanken
- ✔ Grübeln
- ✔ Verlust von Freude und Genussfähigkeit
- ✔ Interesselosigkeit
- ✔ Antriebslosigkeit
- ✔ Schwierigkeiten, einfache Alltagstätigkeiten zu erledigen
- ✔ lähmende, bleierne Schwere
- ✔ Fokus auf das Negative im Hier und Jetzt, in der Vergangenheit und Zukunft
- ✔ ausgeprägte Schlafstörung
- ✔ Konzentrationsstörung bis hin zur Denkhemmung
- ✔ Appetitstörungen (sowohl Appetitverlust wie auch Heißhungerphasen)
- ✔ Libidostörungen

Depressive Menschen sind äußerst empfindlich und haben überhaupt keine Schutzschicht mehr. So reicht oft ein Fernsehfilm aus, dass sie in Tränen ausbrechen und von ihren Gefühlen überwältigt werden. Ihre Außenhaut ist wie offenes Fleisch, sie fühlen sich ständig verletzt und können nichts mehr ertragen. Darauf folgt zunehmend der soziale Rückzug, der die Selbstisolation immer weiter vergrößert. Hinzu kommen oft eine Reihe körperlicher Beschwerden, die von vielen Ärzten nicht rechtzeitig als depressive Symptome erkannt werden: Kopfdruck, Rückenschmerzen, Beklemmungsgefühle, Herzstechen, Magenschmerzen etc.

Da Depressionen für die Betroffenen großes Leid bedeuten, ist eine frühe Diagnose umso wichtiger. Im Gegensatz zu AD(H)S, die als Entwicklungsstörung schon immer vorhanden ist und bei der Gefühlschwankungen fortwährend bestehen, fangen Depressionen irgendwann an und verlaufen meist in Schüben, sodass sich depressive Phasen mit »normalen« Phasen abwechseln. Wenn AD(H)Slern wieder einmal wegen einer Kleinigkeit die Stimmung in den Keller rutscht, lässt sich manchmal schwer feststellen, ob es ein sogenannter AD(H)S-Blues ist oder Depressionen, die dann über einen viel längeren Zeitraum anhalten. Der Unterschied ist, dass Betroffene in der depressiven Phase kaum ablenkbar sind. Sie fühlen sich schwer und antriebslos, und sie können sich nicht vorstellen, dass ihnen etwas Freude machen könnte. Für den AD(H)Sler in seinem Stimmungsblues kann zwar die Welt untergehen, weil er sich gekränkt oder ungerecht behandelt fühlt. Im nächsten Moment kann er sich jedoch für eine neue Idee oder Tätigkeit begeistern, wenn diese seinen Gefallen findet.

Für einen depressiven Menschen wäre es zum Beispiel unvorstellbar, in einen Club zum Tanzen zu gehen. Sich Klamotten auszusuchen, sich anzuziehen, die laute Musik, die vielen Menschen – all das würde ihn quälen. Er wäre zu erschöpft und überfordert, und er würde jedes Mal dankend ablehnen, wenn man ihm eine solche Aktivität vorschlagen würde. Der AD(H)S-Betroffene dagegen würde fragen, in welchen Club man mit welchen Leuten gehen wolle. Wenn das Programm passt, kann der AD(H)S-Betroffene wieder wie Phönix aus der Asche aufstehen und einen schönen Abend haben.

Aus der Praxis

Vera wird seit Jahren wegen Depressionen behandelt und hat bereits verschiedene Antidepressiva ausprobiert. Vera ist seit über einem Jahr krankgeschrieben, weil sie so erschöpft ist, dass sie sich kaum auf die Arbeit konzentrieren kann. Am liebsten würde sie den ganzen Tag im Bett liegen bleiben. Das Leben überfordert sie. Zuletzt war sie drei Monate in einer psychosomatischen Klinik, aber das hat ihr auch nicht wirklich geholfen. Vera ist der Überzeugung, dass sie mit ihrem Leben einfach nicht klarkommt. Sie vergisst alles und ist auf ihrer Halbtagsstelle als Sekretärin völlig überfordert. Obwohl sie einen netten Chef hat, der ihr gegenüber wohlwollend ist, gerät sie immer wieder unter Druck. Sie verheddert sich in ihrer Aktenablage, findet wichtige Schriftstücke nicht, vergisst, ihrem Chef wichtige Informationen zu geben, und vergisst die Namen wichtiger Kunden. Mittlerweile ist sie voller Selbstzweifel und hat schon mehrfach über Berentung nachgedacht. Aber sie ist erst Mitte 30 und weiß, dass sie von ihrer Rente kaum leben könnte.

Vera hat natürlich eine Depression. Allerdings hängt die mit den Symptomen der AD(H)S zusammen. Vera fühlt sich wegen ihrer AD(H)S-Symptome seit Jahren überfordert. Sie macht Fehler, die sie sich nicht verzeihen kann und die immer wieder ihre Selbstzweifel nähren und zunehmend zu Versagensängsten führen.
Ich habe Vera AD(H)S erklärt, und sie konnte sich in der Symptomatik wiederfinden. Zusätzlich zu ihren Antidepressiva erhält sie nun Stimulanzien und ist total erstaunt, dass sie sich auf einmal konzentrieren kann und es ihr gelingt, sich Aufgaben zu merken und einen Überblick in ihrem Leben und an ihrer Arbeitsstelle zu bekommen.

Sonderform: Bipolare Störung

AD(H)S-Betroffene haben häufiger eine bipolare Erkrankung als neurotypische Menschen. Eine bipolare Störung ist dadurch gekennzeichnet, dass sich manische und depressive Phasen abwechseln. In der manischen Phase ist alles wundervoll und bunt, während die depressive Phase dunkel und dumpf erlebt wird. In der manischen Phase fühlen sich Betroffene stark, selbstbewusst und großartig. Sie haben das Gefühl, dass sie in ihrem Leben alles erreichen können und die Welt ihnen zu Füßen liegt. Sie können einen Größenwahn entwickeln, enorme Summen Geld ausgeben und ständig neue sexuelle Beziehungen knüpfen. Auch haben sie ständig neue Ideen, die sie fantastisch finden, und sie sind völlig unbeeindruckt von Einwänden und der Kritik ihrer Mitmenschen.
Manie ist sozusagen das Gegenteil der Depression. Auch die manisch-depressive Erkrankung hat eine höhere Erblichkeit. Sie muss unbedingt medikamentös behandelt werden, um Betroffene davor zu bewahren, sich völlig zu ruinieren und ihre Familien ins Unglück zu stürzen.
Man kann getrost sagen, AD(H)S ist die kleine Schwester der bipolaren Erkrankung. Es kann also durchaus schwierig sein, zwischen bipolarer Störung und AD(H)S zu unterscheiden. AD(H)Sler fahren schließlich ihr ganzes Leben lang eine emotionale Achterbahn der Gefühle. Allerdings sind die Spannungen lange nicht so ausgeprägt und anhaltend wie bei einer bipolaren Störung. AD(H)S und die bipolare Störung können aber auch zusammen vorkommen. Dann müssen beide Erkrankungen behandelt werden.

BEHANDLUNGSMÖGLICHKEITEN

Depressionen kann man mit Medikamenten und Psychotherapie behandeln. Depressionen und AD(H)S müssen oft getrennt behandelt

werden. Bei Depressionen sind andere Gehirnhormone im Ungleichgewicht. Die Antidepressiva regulieren die Gehirnhormone Serotonin und Noradrenalin nach oben, die bei depressiven Menschen zu niedrig sind. Oft aber reicht eine alleinige Behandlung der Depression nicht aus, wenn eine behandlungsbedürftige AD(H)S vorliegt. Gegen AD(H)S-bedingte Konzentrationsstörungen, Motivationsstörungen und Impulsivität helfen Antidepressiva wenig. Wird die AD(H)S nicht behandelt, bestehen die Schwierigkeiten am Arbeitsplatz, die Probleme, sich selbst zu organisieren und sich selbst zu steuern, sowie die Probleme damit, stabile Beziehungen zu führen, natürlich weiter. Wenn die Depression nicht schwer ist, sollte zunächst die AD(H)S behandelt werden. Die Stimmung der Betroffenen kann dadurch deutlich verbessert werden, weil alles besser klappt: Erfolg ist wie gesagt ein wirkungsvolles Antidepressivum. Überdies tritt die Wirkung von Stimulanzien wesentlich schneller ein und ist auch mit weniger Nebenwirkungen verbunden als von Antidepressiva.
Depression ist ein schwerwiegendes Krankheitsbild. Das Suizidrisiko ist bei Menschen mit schweren Depressionen deutlich erhöht. Wenn gleichzeitig die AD(H)S-typische Impulsivität hinzukommt, ist das Risiko noch höher: AD(H)S-Betroffene mit Depressionen haben ein doppelt so hohes Suizidrisiko. Diese Tatsache trägt dazu bei, dass die Lebenserwartung der AD(H)S-Betroffenen statistisch gesehen geringer ist. Andererseits konnte gezeigt werden, dass sich die Selbstmordrate bei Betroffenen unter Behandlung mit Stimulanzien wieder normalisiert. AD(H)S-Medikation ist in diesem Fall eine sehr erfolgreiche Suizidprävention.[25]
Die Impulsivität und die schnelle emotionale Reizbarkeit sind bei AD(H)S die Hauptfaktoren, warum die Selbstmordrate höher ist. Gerade die Medikation mit Stimulanzien kann die Impulsivität und die Stimmungsschwankungen deutlich reduzieren.

AD(H)S UND ANGSTSTÖRUNGEN

Angststörungen treten ebenfalls gehäuft bei AD(H)S auf:

- Bei der generalisierten Angststörung fühlen sich Betroffene ständig überflutet von Ängsten, sie leben in immerwährender Katastrophenerwartung.
- Panikattacken entstehen plötzlich und können von heftigen körperlichen Reaktionen wie schnellem Herzschlag, Beklemmungsgefühlen, Luftnot usw. begleitet sein.
- Bei Phobien ist die Angst auf ein Objekt bezogen, zum Beispiel eine Spinne. Trifft der Patient auf das Objekt seiner Phobie, kann eine Panikattacke folgen.
- Bei der sozialen Phobie haben Menschen Angst, dass andere ihre Unfähigkeit und ihre Schwächen erkennen und sie bloßgestellt werden könnten.
- Bei AD(H)Slern kommen noch die Mini-Paniken dazu, die sie befallen können, wenn wieder einmal etwas nicht so klappt, wie sie sich das vorgestellt haben.

BEHANDLUNGSMÖGLICHKEITEN

Die Behandlung der Angstzustände gleicht zum großen Teil der Behandlung der Depression. Psychotherapie – hier allerdings vorwiegend die Verhaltenstherapie – kommt ebenso zum Einsatz wie die ganze Bandbreite der Antidepressiva. Wie Depressionen auch können Angststörungen zudem durch die medikamentöse Behandlung der AD(H)S gebessert werden. Was die häufig berichteten Mini-Paniken angeht, müssen Patienten lernen, diese zu akzeptieren, sogar sie zu erwarten. Sie müssen auch lernen, sich selbst zu beruhigen und den Scheinwerfer ihrer Aufmerksamkeit auf etwas anderes zu richten, um sich damit abzulenken.

AD(H)S UND ZWANG

Bei AD(H)S und Zwangsstörungen besteht ein scheinbarer Widerspruch. Denn eigentlich sind AD(H)S-Betroffene ja alles andere als zwanghaft, ordentlich und übergenau. Ein Teil der Betroffenen gerät dennoch in dieses Extrem. Es ist noch nicht abschließend geklärt, welche Faktoren dabei eine Rolle spielen. Einerseits gibt es auch hier sicherlich eine erbliche Komponente. Zudem kann man Zwangsstörungen als eine Art von Überkompensation auffassen, als überbordende Strategie gegen Chaos und Vergesslichkeit. Prinzipiell ist diese Strategie, Dinge häufiger zu kontrollieren, natürlich hilfreich. Wird sie aber in extremer Weise ausgeführt, wird der Betroffene dadurch nicht lebenstauglicher, sondern durch seine Kontrollzwänge langsam und umständlich. Er erlebt diese dann auch als sehr quälend.

Bei AD(H)Slern gibt es zudem die Kombination aus zwanghaft und chaotisch. Betroffenen gelingt dann zwar, nach außen die Ordnung aufrechtzuerhalten, aber ein Blick in den Kleiderschrank kann zeigen, dass das Chaos an anderer Stelle weiter besteht.

Zwangsgedanken und Zwangshandlungen werden teils als sehr quälend erlebt, weil sie so viel Zeit kosten und vom Betroffenen selbst als sinnlos erachtet werden. So zum Beispiel beim Waschzwang: Der Patient, der sich 50- bis 100-mal täglich die Hände waschen muss, weiß genau, dass das unsinnig ist, noch dazu tun ihm irgendwann die Hände schrecklich weh. Trotzdem kann er es nicht bleiben lassen.

BEHANDLUNGSMÖGLICHKEITEN

Wenn ausgeprägte Zwangssymptome bestehen, kann eine Verhaltenstherapie helfen. Oft ist zudem eine Medikation mit bestimmten Antidepressiva geboten.

AD(H)S UND POSTTRAUMATISCHE BELASTUNGSSTÖRUNG

Traumatisierung tritt bei AD(H)S-Betroffenen deutlich häufiger auf. Kinder, die in AD(H)S-Familien aufwachsen, sind nicht selten der Impulsivität, der Aggression und manchmal auch der Suchtproblematik der Eltern ausgesetzt. Sie erinnern sich an die Mimosen mit den Holzkeulen. In der Folge treten seelische, aber auch körperliche Verletzungen vermehrt auf. Diese Traumatisierungen können so erheblich sein, dass sich eine posttraumatische Belastungsstörung entwickelt.

Jugendliche und junge Erwachsene mit AD(H)S haben aufgrund ihrer Risikofreudigkeit und weil sie die Konsequenzen ihres Handelns nicht bedenken, ein höheres Risiko, sich in gefährliche Situationen zu begeben. Sie unterschätzen Gefahren und fordern gefährliche Situationen geradezu heraus. Sind sie dadurch wirklich Bedrohung, Gewalt, sexuellen Übergriffen etc. ausgeliefert, kann sich aus diesen Erfahrungen ebenfalls eine posttraumatische Belastungsstörung entwickeln.

BEHANDLUNGSMÖGLICHKEITEN

Die posttraumatische Belastungsstörung benötigt oft eine besondere Traumabehandlung wie EMDR (Eye Movement Desensitization and Reprocessing; auf Deutsch etwa: Desensibilisierung und Verarbeitung durch Augenbewegungen). Dies ist eine besondere Therapiemethode, die damit arbeitet, dass mit dem Erinnern des Traumas vertikale Augenbewegungen trainiert werden müssen. Das hat zur Folge, dass im Gehirn der Betroffenen das Trauma anders verarbeitet werden kann. Hierzu braucht es eine besondere Ausbildung des Psychotherapeuten. Wir haben aktuell leider zu wenig ausgebildete Therapeuten für die Behandlung dieses Krankheitsbildes.

AD(H)S UND BORDERLINE-PERSÖNLICHKEITSSTÖRUNG

Die Borderline-Persönlichkeitsstörung, also eine emotional instabile Persönlichkeit, ist charakterisiert durch Instabilität und Überempfindlichkeit in zwischenmenschlichen Beziehungen, Instabilität des Selbstbilds, extreme Stimmungsschwankungen und Impulsivität. Es gibt also große Überschneidungen mit AD(H)S.

Symptome von Borderline und AD(H)S im Vergleich

Borderliner …	AD(H)Sler …
haben häufiger Selbstmordgedanken und begehen auch häufiger Selbstmord,	haben nicht primär das Ziel, sich selbst zu schaden,
haben die Neigung, sich selbst zu verletzen, zum Beispiel sich zu ritzen oder zu schneiden,	verletzen sich auch häufiger selbst, jedoch eher aus Unachtsamkeit oder aufgrund ihres Risikoverhaltens,
fühlen sich schnell innerlich leer, können nicht allein sein,	haben große Probleme mit Langeweile, brauchen ständig Action,
haben instabile Beziehungen und eine hohe Sensitivität für Zurückweisung, das heißt, sie fühlen sich schnell abgelehnt,	fühlen sich ebenfalls schnell von ihren Mitmenschen abgelehnt,
neigen zu Dissoziation, das heißt, sie können ihre Gefühle abspalten, sodass sie diese selbst gar nicht mehr fühlen,	verhalten sich desorganisiert und haben schlechte Planungsfunktionen, lassen sich leicht ablenken, haben Konzentrationsstörungen,
entwickeln ihre Störung meist erst in der Pubertät.	haben eine Entwicklungsstörung und Symptome zeigen sich bereits in der frühen Kindheit.

Ebenso können AD(H)S und Borderline zusammen auftreten. Nicht selten wird aber auch bei AD(H)S-Betroffenen die Diagnose Borderline-Persönlichkeitsstörung gestellt, weil sich der untersuchende Arzt zu wenig mit AD(H)S auskennt. Mir sind vielfach Patienten begegnet, bei denen Borderline diagnostiziert worden war, die aber tatsächlich eine AD(H)S hatten.
Die Ursachen der Borderline-Störung sind nicht ganz geklärt. Es gibt viele Studien, die belegen, dass Borderline-Patienten eine Traumatisierung in der Kindheit erfahren haben. Andere Studien zeigen eine hohe Übereinstimmung mit AD(H)S. Hier ist in der Medizin noch nicht das letzte Wort gesprochen, und die Forschung befindet sich weiter im Fluss, ob es sich hier um zwei verschiedene Krankheitsbilder handelt.

BEHANDLUNGSMÖGLICHKEITEN

Es ist wichtig, die beiden Krankheitsbilder auseinanderzuhalten. Um es auch hier noch etwas komplizierter zu machen: AD(H)S und Borderline können auch gemeinsam auftreten. Denken Sie an den Eisberg. Auf die vorhandene AD(H)S kann sich eine Borderline-Störung schieben. Um das genau abzugrenzen, braucht der behandelnde Facharzt oder Psychotherapeut viel Erfahrung. Im Zweifelsfall, wenn viel für AD(H)S spricht, sollte eine Behandlung mit Stimulanzien versucht werden. So haben AD(H)Sler eine große Chance, dass sich ihre Symptomatik durch Medikation verbessert. Bei Borderline zeigen Stimulanzien nur wenig Effekte. Der psychotherapeutische Ansatz bei der Borderline-Störung deckt sich in großen Teilen mit dem bei AD(H)S. Patienten müssen Gefühlskontrolle und Gefühlsregulation lernen und Strategien entwickeln, damit sie ihre Dünnhäutigkeit und Verletzlichkeit nicht immer wieder aus der Bahn schießt.

Weitere Persönlichkeitsstörungen

Wir finden im Erwachsenenalter bei Auftreten einer AD(H)S generell deutlich häufiger Persönlichkeitsstörungen. Neben der Borderline-Störung gehören dazu antisoziale Persönlichkeitsstörungen, die ein höheres Risiko mit sich bringen, später dissozial oder kriminell zu werden. Auch narzisstische und histrionische Persönlichkeitsstörungen werden häufiger beobachtet.

AD(H)S UND AUTISMUS

Etwa 1 Prozent der erwachsenen Bevölkerung ist von Autismus betroffen. Autismus ist wie AD(H)S eine Spektrumstörung, weshalb wir von der Autismus-Spektrum-Störung (ASS) sprechen. Das Spektrum reicht von leichten autistischen Symptomen bis zur schweren Behinderung. Doch ASS und AD(H)S haben noch mehr Gemeinsamkeiten:

- Beides ist eine Entwicklungsstörung und bildet eine Neurodiversität menschlichen Seins ab.
- Beides ist schon da, wenn die Betroffenen auf die Welt kommen.
- Beides wird erst zur Störung, wenn sich deutliche Einschränkungen in beruflichen und sozialen Bereichen zeigen und natürlich, wenn sich Begleiterkrankungen entwickeln.
- Sowohl ASS- als auch AD(H)S-Betroffene ticken anders als neurotypische Menschen und müssen lernen, mit ihrer Besonderheit einen guten Weg zu finden.

Allerdings gibt es auch viele Unterschiede. ASS-Betroffene haben spezielle Stärken- und Schwächenprofile, die sich stark von denen von AD(H)S-Betroffenen unterscheiden.
ASS-Betroffene sind häufig Einzelgänger. Sie haben wenig Interesse an sozialen Kontakten und fühlen sich wohl, wenn sie ungestört ihren Spezialinteressen nachgehen können. Sie leiden häufiger an sozialen Phobien. ASSler haben Schwierigkeiten mit Nähe und mit sozialer Kommunikation. Sie haben Probleme damit, Blickkontakt zu halten. Es fällt ihnen auch schwer, die Mimik und Gestik ihrer Mitmenschen richtig zu lesen, und sie können sich schwer in andere Menschen hineinversetzen.
ASS-Betroffene hängen am Detail. Sie nehmen sehr detailliert wahr und verlieren dabei leicht das große Ganze aus den Augen. Sie sehen häufig den Wald vor lauter Bäumen nicht.
Von ihren täglichen Routinen können sie kaum abweichen. Veränderungen und Unvorhergesehenes ist ihnen ein Graus, und sie können sich davon bedroht fühlen. Das kann sie stur und unflexibel erscheinen lassen. Sie können Stress entwickeln oder sogar in Panik verfallen, wenn ihre Routinen durch unvorhergesehene Ereignisse unterbrochen werden. Da das Leben voller Veränderungen ist, passiert das leider häufig.
Die Bedürfnisse und Gefühle ihrer Mitmenschen können ASS-Betroffene nur schwer erfassen. Kontakt mit mehreren Menschen gleichzeitig kann sie schnell überfordern. Deswegen tun sie sich schwer mit Teamwork und mit Berufen, die eine hohe soziale Kompetenz erfordern.
ASS-Betroffene haben besondere Fähigkeiten: Sie können die Superspezialisten sein, die mit Ausdauer an Spezialaufgaben arbeiten. Sie scheuen sich nicht, auch monotone Tätigkeiten zu machen und akribisch und genau zu arbeiten. Auch hier gilt, dass sie besondere

Arbeitsbedingungen brauchen. Mit Teamwork und Betriebsfeiern quält man sie.
Schwierig kann die Diagnostik werden, wenn Menschen sowohl AD(H)S als auch ASS haben, was immerhin bei etwa 40 Prozent der Menschen mit ASS der Fall ist. Die Autismus-Spektrum-Störung wird häufig nicht erkannt und richtig zugeordnet. Auch sie kann man als Stiefkind der Erwachsenenpsychiatrie bezeichnen, denn Psychiater und Psychotherapeuten haben häufig in ihrer Ausbildung wenig darüber gelernt, da man noch vor wenigen Jahrzehnten nicht allzu viel über die Störung wusste. Man sah sowohl ASS als auch AD(H)S als Kindererkrankungen an, die sich im Erwachsenenalter verwachsen. Das ist bedauerlich, da bis heute auch in den Ausbildungen der Fachärzte und Psychotherapeuten zu wenig darüber gelehrt wird. Wird AD(H)S oder ASS falsch zugeordnet und als eine andere Erkrankung verkannt, dann wird sie auch falsch behandelt.

BEHANDLUNGSMÖGLICHKEITEN

ASS-Betroffene müssen genauso wie AD(H)Sler lernen, mit ihrer Besonderheit umzugehen und den richtigen Platz in unserer Welt für sich zu finden. Sie können durchaus lernen, den Gesichtsausdruck ihrer Mitmenschen zu deuten und ihre Kommunikation zu verbessern. Dennoch ist es wichtig, eventuelle Begleitsymptome zu behandeln. Auch ASS-Betroffene können sehr von einer medikamentösen Behandlung ihrer AD(H)S-Symptome profitieren.
Besonders die Kombination ASS und AD(H)S setzt bei Psychotherapeuten viel Wissen voraus. Sie können betroffenen Patienten sehr helfen, wenn es gelingt, ihnen einerseits ihre Besonderheiten zu erklären und andererseits aufzuzeigen, wie man damit einen guten Weg finden kann.[26]

AD(H)S UND PSYCHOSOMATISCHE ERKRANKUNGEN

Bei AD(H)S treten psychosomatische Symptome und Somatisierungsstörungen, also körperliche Erkrankungen aufgrund seelischer Konflikte, gehäuft auf. Körper und Seele sind eine Einheit. Seelisches Leid kann sich in körperliches Leid umwandeln und umgekehrt.

Je länger über AD(H)S geforscht wird, desto mehr sehen wir in diesem Zusammenhang auch die Auswirkungen der AD(H)S-Symptome. AD(H)S-Betroffene haben viel mehr Stress. Sie sind gestresst durch ihre Reizoffenheit, ihre Konzentrationsstörungen, ihre Motivationsstörung, ihre Stimmungsschwankungen und ihre emotionalen Überreaktionen. Sie stressen aber auch andere, die nicht verstehen können, warum Arbeiten nicht vollständig und rechtzeitig erledigt werden oder warum sie sich wieder Endlosdiskussionen und Gefühlsausbrüchen unterziehen müssen. AD(H)S-Betroffene erkranken oft früh an einem Erschöpfungssyndrom. Psychotherapeuten, die nach Ursachen in der Kindheit suchen, erkennen nicht, dass es einfach die AD(H)S ist, die die Patienten so stresst.

Betroffene entwickeln aufgrund ihrer ständigen Belastung gehäuft unspezifische Stresserkrankungen. So zeigt sich, dass AD(H)S-Betroffene doppelt so häufig unter Bluthochdruck leiden wie neurotypische Menschen und sogar dreimal so häufig unter Diabetes Typ 2.[27] Ebenso haben fast 30 Prozent der Kinder, die an Epilepsie leiden, auch AD(H)S.[28] Ein zusätzliches Problem ist, dass AD(H)S-Betroffene, die an einer chronischen Erkrankung wie Diabetes leiden, aufgrund ihrer schlechten Planungsfunktionen viel größere Schwierigkeiten haben, die Erkrankung in den Griff zu bekommen. Es gelingt ihnen nicht, ihre Nahrungszufuhr zu kontrollieren, ihren Blutzucker regelmäßig zu messen und ihre Medikamente richtig einzunehmen. Der Verlauf ihrer Erkrankung ist schlechter, weil sie diese nicht managen können.

Migräne, Spannungskopfschmerz, Muskelverspannungen und Zähneknirschen treten in Verbindung mit AD(H)S ebenfalls gehäuft auf – vielleicht, weil AD(H)S-Betroffene sich immer zusammenreißen müssen und sie dadurch unter großem innerem Druck stehen. Asthma, Neurodermitis, allergische Erkrankungen und Nahrungsmittelunverträglichkeiten treten bei AD(H)S-Betroffenen doppelt so häufig auf.[29] Auch Autoimmunerkrankungen wie Schuppenflechte (Psoriasis) oder Hashimoto-Thyreoiditis sind bei AD(H)S häufiger. Man kann sagen, dass AD(H)Sler einfach auf kleinere Reize heftiger reagieren. Da so vieles bei ihnen überschießend ist, gilt dies auch für ihr Immunsystem. Und Autoimmunkrankheiten sind nichts anderes als ein aus der Kontrolle geratenes Immunsystem.
Das Reizdarmsyndrom ebenso wie schwere, entzündliche Darmerkrankungen treten bei AD(H)S-Betroffenen ebenfalls vermehrt auf. Das gilt auch für die Zöliakie.[30] Hier spielt möglicherweise die häufig schlechte Ernährung der AD(H)S-Betroffenen eine Rolle, aber eben auch entzündliche und autoimmunologische Prozesse, die wir noch nicht genau kennen. Wahrscheinlich ist auch unser Mikrobiom, das heißt unsere Darmbakterien und Mikroorganismen, hier sehr wichtig. Wir sind das, was wir essen, und unsere Nahrung beeinflusst die Zusammensetzung unserer Darmbakterien. Wenn wir viel Zucker und Fast Food essen, dann füttern wir die falschen Darmbakterien.

BEHANDLUNGSMÖGLICHKEITEN

Natürlich muss jede dieser Begleiterkrankungen nach dem aktuellen Stand der Wissenschaft, also leitliniengerecht behandelt werden. Wenn AD(H)S zusätzlich vorhanden ist, dann sollte das AD(H)S ebenfalls leitliniengerecht mit Stimulanzien behandelt werden. Immer wieder mache ich dann ganz erstaunliche Erfahrungen.

Aus der Praxis

Michael ist ein Patient mit einem schweren Morbus Crohn. Das ist eine entzündliche Darmerkrankung, die großes Leid für die betroffenen Patienten mit sich bringt. Sie haben oft bis zu 30-mal täglich einen plötzlichen Stuhlgang, der oft auch noch mit Schmerzen verbunden ist. Michael führte ein Leben von Toilette zu Toilette, weil er immer sicher sein musste, dass die nächste Toilette innerhalb von Minuten für ihn erreichbar sein musste. Damit war sein Leben erheblich belastet, und er traute sich manchmal nicht einmal mehr nach draußen zu gehen, weil er nicht sicher sein konnte, das nächste Klo rechtzeitig zu erreichen. Der Morbus Crohn wurde von verschiedenen renommierten Universitätskliniken behandelt, ohne dass sich eine Verbesserung seiner Symptome einstellte.
Michael hatte eine deutliche AD(H)S. Irgendwann kam er zu mir, und ich stellte ihn zusätzlich zu seinen Morbus-Crohn-Medikamenten mit Stimulanzien ein. Völlig begeistert war er anschließend nicht nur über die Verbesserung seiner Konzentrationsstörung und seiner Stimmungsschwankungen, sondern dass auch sein Morbus Crohn plötzlich einfach weg war, verblüffte ihn. All die Jahre hatten seine Morbus-Crohn-Medikamente keine Wirkung gezeigt. Und jetzt auf einmal in Verbindung mit den Stimulanzien hatte er keine Durchfälle und keine Bauchschmerzen mehr. Für Michael war das, als hätte man ihm ein neues Leben geschenkt. Seit zwei Jahren geht es ihm nun endlich gut, er fühlt sich körperlich und seelisch gesund und kann sein Leben wieder anpacken und Lebensfreude entwickeln.

Wahrscheinlich gibt es keinen direkten Zusammenhang zwischen Morbus Crohn und AD(H)S, aber AD(H)S-Betroffene haben mit ihren AD(H)S-Symptomen immer Stress, und Stress triggert so viele körperliche Erkrankungen. Wird die AD(H)S dann erkannt und behandelt, schlägt anschließend auch die Behandlung der Begleiterscheinungen besser an.

AD(H)S UND SUCHTERKRANKUNGEN

Suchterkrankungen sind gesellschaftlich relevant. Die notwendigen Langzeittherapien und Resozialisierungsmaßnahmen sind teuer; Betroffene haben zudem ein erhöhtes Risiko für lange Krankschreibungen und Frühberentungen. Fast ein Viertel aller Suchterkrankten haben AD(H)S.[31] Durch langjährigen Drogenkonsum verschlechtert sich die Gesundheit der Drogenabhängigen stark. Die Drogen selbst können zu schwerwiegenden Erkrankungen führen. Noch dazu ernähren sich Drogenabhängige schlecht und leben meist unter prekären Bedingungen. Ihre Sterblichkeit ist deutlich erhöht. Die Einkommenssituation von Drogenabhängigen ist meist sehr schlecht. Viele sind auf soziale Unterstützung angewiesen. Aber nicht nur der Drogenabhängige selbst ist davon betroffen: Das Leid der Angehörigen, die täglich bei der Selbstzerstörung zuschauen müssen, ist immens. Die häufig eintretende Beschaffungskriminalität führt Drogenabhängige weiter ins soziale Abseits. Der Schaden durch Beschaffungskriminalität und die Auswirkungen bei den Opfern dürfen bei dieser Betrachtung nicht vernachlässigt werden.

Je eher AD(H)S erkannt und behandelt wird, desto besser ist die Prognose und desto geringer das Risiko für die Entwicklung einer Begleiterkrankung wie Sucht. Früherkennung von AD(H)S stellt eine wirksame Prävention dar, die leider bisher viel zu wenig genutzt wird.

Doch nicht nur Drogen und Alkohol können in eine Suchtspirale führen; Spielsucht, Internetsucht, Kaufsucht, Essstörungen und Sexsucht können es genauso. Es gibt Suchtmittel, die die Gesundheit Betroffener in kürzester Zeit völlig ruinieren können. Dazu gehören zum Beispiel Crack, Methamphetamin oder Heroin. Es gibt Süchte, die Betroffene schnell finanziell ruinieren können, wie Spielsucht, extreme Kaufsucht oder an der Börse zu zocken. Es gibt Süchte, die Beziehungen ruinieren können, wie Sexsucht oder Sucht nach Pornografie. Manche Süchte haben einen schleichenden Verlauf wie Nikotinsucht, Alkoholismus oder Cannabisabhängigkeit. Einige Süchte sind sozial akzeptiert, führen aber trotzdem zu einer körperlichen Schädigung, etwa Arbeitssucht, Essstörungen und Sportsucht.

Was ist Sucht?

Mit Sucht ist zunächst gemeint, dass Betroffene ein starkes Verlangen nach einem Suchtmittel haben. Sie verspüren dann einen Zwang, das Suchtmittel dauernd konsumieren zu müssen. Anschließend kommt der Kontrollverlust: Sie können nicht mehr mit dem Konsum des Suchtmittels aufhören. Der Entzug des Suchtmittels führt zu Nervosität, Unruhe und großer Unzufriedenheit. Konsumenten brauchen eine immer höhere Dosis, um eine positive Wirkung des Suchtmittels zu erreichen. Am Ende steht die immer stärkere Fixierung auf das Suchtmittel und eine Einengung auf diesen Konsum. Beziehungen und Verpflichtungen werden vernachlässigt. Die Droge wird immer mehr zur Normalität. Der Suchtkranke befindet sich in der sozialen Abwärtsspirale.

Das Suchtrisiko ist bei AD(H)S-Betroffenen dreimal so hoch wie bei neurotypischen Menschen. 17 bis 35 Prozent der erwachsenen AD(H)S-Betroffenen zeigen einen Alkoholmissbrauch oder gar eine Alkoholabhängigkeit und 9 bis 30 Prozent einen Substanzmittelmissbrauch oder eine entsprechende Abhängigkeit.[32] Der Verlauf von Suchterkrankungen ist bei AD(H)Slern oft deutlich schwerer. AD(H)S-typisch sind ein früherer Beginn, schwerere Verläufe und häufigere Übergänge in Polytoxikomanie, also eine Abhängigkeit von mehreren Substanzen. Schon deshalb sollte in jeder Suchtklinik ein Screening auf AD(H)S erfolgen. Diese Erkenntnis wird bis heute leider nicht in jeder Suchtklinik oder Suchtambulanz umgesetzt.

Warum sind Suchterkrankungen bei AD(H)S häufiger?

Dafür gibt es verschiedene Ursachen, die bis jetzt noch nicht abschließend geklärt wurden. Nachgewiesen werden konnte jedoch, dass AD(H)S den Verlauf und die Prognose von Suchterkrankung verschlechtert.[33] Wird AD(H)S bei Suchtkranken erkannt, eröffnen sich andere Therapieoptionen, und die Prognose der Suchterkrankung wird dann meist deutlich besser.

Die Suchtforschung bei AD(H)S lehrt uns, dass Süchtigen häufig unrecht getan wird, wenn man ihnen unterstellt, dass sie mithilfe der Droge der Realität entfliehen wollen, um ein einfacheres Leben zu haben. Viele AD(H)S-Betroffene wollen kein einfaches Leben, und sie versuchen mithilfe der Drogen lediglich ihre AD(H)S-Symptome zu lindern. Der Konsum von Suchtmitteln ist häufig eine Form der Selbstbehandlung, und Betroffene möchten mit der Wirkung der Drogen endlich einmal Ruhe im Kopf bekommen, entspannter sein und abends in den Schlaf finden können. Sie konsumieren zum Beispiel Nikotin, Amphetamin oder Kokain, um endlich einmal klar denken zu können, statt eine Matschbirne im Brainfog zu haben.

AD(H)S-Betroffene können dabei von einem Suchtmittel abhängig werden, aufhören und dann in die nächste Sucht fallen. AD(H)Sler sind häufig betroffen von allen Formen der Essstörungen (mit Ausnahme der Magersucht), von Kaufsucht, von Sexsucht, von erhöhtem Pornokonsum, aber auch von Sammelsucht (Messiedasein) und Computer- und Spielesucht.

Es ist wichtig, bei AD(H)S-Betroffenen genau nach ihren Suchtentwicklungen zu fragen und vor allem die Frage zu stellen, was der Konsum des Suchtmittels bei ihnen bewirkt. Oft erzählen Betroffene, dass die Suchtmittel bestimmte Symptome ihrer AD(H)S vermindern können. Der Preis für diese Verbesserung ist allerdings hoch, weil die Sucht ihre eigene Dynamik hat und sich das Befinden der AD(H)S-Betroffenen meist nur kurzfristig verbessert. Mit der Zeit handeln sich AD(H)S-Betroffene damit allerdings ein noch ein größeres Problem ein, nämlich eine Suchterkrankung. Oft ist es Betroffenen gar nicht bewusst, wie tief sie schon in einer Sucht drinstecken.

Genauso wichtig ist es, bei Suchtpatienten grundsätzlich genau zu schauen, ob sie nicht zudem von AD(H)S betroffen sind, weil sich dann für sie zusätzliche Therapieoptionen eröffnen. So könnten sie nämlich die Sucht mit Psychotherapie im Rahmen einer Suchtentwöhnungstherapie behandeln und die AD(H)S mit Stimulanzien oder Atomoxetin. Unter medikamentöser Behandlung der AD(H)S verbessert sich die Suchtproblematik oft deutlich, weil die Selbstbehandlung wegfällt und sich die AD(H)S-Symptome gleichzeitig durch die Medikation verbessern lassen. Mit der Medikation verbessert sich auch die Selbstkontrolle, die besonders wichtig ist, um die Sucht in Schach zu halten. Bei der Verschreibung von Stimulanzien zeigt sich ein Rückgang des Konsums von Drogen um mehr als 30 Prozent.[34] Je länger die Dauer der Medikation, desto geringer wird die Rate des Substanzmissbrauchs. Bei regelmäßiger Einnahme von Stimulanzien halbiert sich beispielsweise die Anzahl der konsumierten Zigaretten.

Können Stimulanzien abhängig machen?

Stimulanzien selbst machen nicht abhängig, weil AD(H)S-Betroffene keinen Suchtkick von Stimulanzien bekommen. Trotzdem muss die Anfangsbehandlung mit Stimulanzien bei schwerer Suchterkrankung unter stationären Bedingungen erfolgen. Stimulanzien sollten auch nicht bei schwerer Sucht und multiplem Substanzmissbrauch, also Mischkonsum, eingesetzt werden.

BEHANDLUNGSMÖGLICHKEITEN

Bei allen Suchterkrankungen ist das Eingeständnis wichtig, dass der Suchtkranke die Kontrolle über das Suchtmittel verloren hat. Es ist oft schwierig für Betroffene, sich die Ernsthaftigkeit ihrer Suchterkrankung einzugestehen. Das ist der erste Schritt. Es gibt spezielle Kliniken und weitere gute Angebote für suchtkranke Menschen, wie Suchtberatungsstellen oder Selbsthilfegruppen. Wichtig ist es, sich Hilfe zu holen. Auch die Angehörigen sollten

Hilfe in Anspruch nehmen. Sie unterstützen oft unbewusst und unbeabsichtigt dieses Suchtverhalten, weil sie es decken und die Konfrontation und den daraus folgenden Ärger vermeiden wollen. Sie brauchen oft ebenfalls Hilfe, um mit dieser schwierigen Situation umzugehen.
Es ist zu fordern, dass jede Suchtberatungsstelle und jede Klinik für suchtkranke Menschen sich mit AD(H)S auskennt. Es sollte dort immer ein Screening auf AD(H)S erfolgen, da etwa ein Drittel der Suchtpatienten an AD(H)S leiden und sich mit der Diagnose andere Therapieoptionen mit einer deutlich besseren Prognose ergeben.

VERKÜRZTE LEBENSERWARTUNG BEI AD(H)S

Russell Barkley konnte aufzeigen, dass AD(H)S-Betroffene eine um fast 13 Jahre verringerte Lebenserwartung haben.[35] Das ist eine erschreckende Zahl, weil sie höher ist als bei vielen Tumorerkrankungen. In der Medizin wird diese Erkenntnis noch gar nicht richtig begriffen. Wir behandeln Patienten mit Cholesterinhemmern, wenn sie zu hohe Blutfette haben. Wir senken den Blutdruck von Hypertonikern, Bluthochdruckkranken, weil damit eine Lebensverlängerung erreicht wird. Aber eine Störung, die unbehandelt zu einer geringeren Lebenserwartung von fast 13 Jahren führen kann, ist den meisten Ärzten weder bekannt noch wird sie behandelt.
Und warum leben AD(H)S-Betroffene statistisch gesehen 13 Jahre kürzer als neurotypische Menschen? Hier kommen alle Risikofaktoren zusammen: AD(H)S-Betroffene

- rauchen häufiger,
- trinken mehr Alkohol,
- ernähren sich ungesünder,

- haben mehr Stress und mehr psychische und körperliche Erkrankungen,
- bewegen sich weniger und haben häufiger Essstörungen,
- haben mehr Begleiterkrankungen wie Diabetes,[36] Übergewicht, Bluthochdruck etc.
- verunfallen häufiger und
- begehen häufiger Selbstmord.

Auch das bereits erwähnte Risikoverhalten trägt zu dieser verkürzten Lebenserwartung bei. Gerade deshalb muss man AD(H)S ernst nehmen und behandeln.

ZUSAMMENFASSUNG

→ Es ist immens wichtig ist, AD(H)S zu diagnostizieren und zu behandeln. Die Auswirkungen einer unentdeckten AD(H)S sind komplex und schwerwiegend.

→ AD(H)S stellt eine Herausforderung für alle Ärzte und Psychotherapeuten dar. Neben der Diagnose AD(H)S müssen die Begleiterkrankungen erfasst und mitbehandelt werden.

→ AD(H)S kommt selten allein, und nur wenn der AD(H)S-Betroffene mit all seinen seelischen und körperlichen Problemen vollständig erfasst wird, kann ihm auch umfassend geholfen werden.

→ Insofern ist AD(H)S nicht nur eine seelische Erkrankung, sondern eine Erkrankung mit hoher Relevanz auch in der Organmedizin bei einer verkürzten Lebenserwartung von 13 Jahren. Dies gilt es zu ändern.

Teil II
AD(H)S behandeln

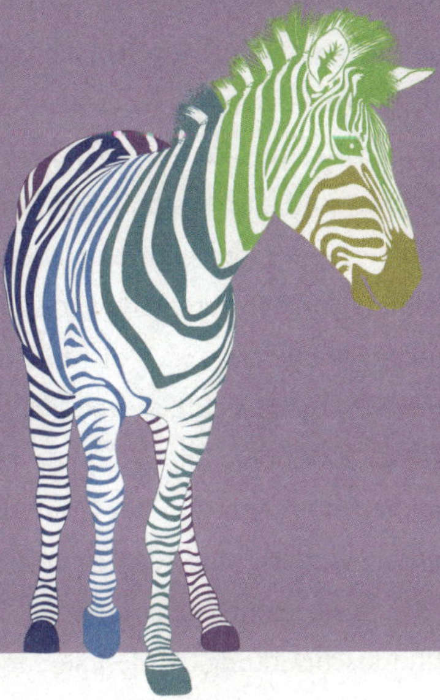

Das erwartet Sie in Teil II:

→ Sie erfahren Wichtiges zur Diagnostik von AD(H)S.

→ Sie bekommen einen Einblick in die Therapiemöglichkeiten von AD(H)S.

→ Sie entdecken, welche Folgen Fehl- und Nichtbehandlung von AD(H)S haben kann.

Diagnostik der AD(H)S

Es gibt eine international gültige Chiffrierung von Krankheitsbildern, einen Diagnoseschlüssel also, nach dem Krankheitsbilder auf der ganzen Welt nach den gleichen Kriterien eingeordnet werden. Die Mitgliedsländer der WHO sind verpflichtet, nach diesem einheitlichen Diagnoseschlüssel Krankheitsbilder einzuordnen. Das macht man, um überhaupt Forschung vergleichbar machen zu können. Würde nämlich jedes Land AD(H)S nach anderen Kriterien diagnostizieren, könnte man diese Forschungsergebnisse nicht abgleichen und auswerten. Behandlungsempfehlungen könnten nicht übertragen werden, wenn jedes Land eine unterschiedliche Einteilung von Schweregraden von Erkrankungen hätte. Auch die Krankenkassen verwenden diesen Diagnoseschlüssel, etwa um Krankheitskosten, Fehltage und Folgekosten zu berechnen. Die weltweit verwendete internationale statistische Klassifikation der Krankheiten und verwandter Gesundheitsprobleme, kurz ICD-System (derzeit gültig sind ICD-10 und ICD-11), schafft Vergleichbarkeit durch einheitliche Definitionen. Diese Vergleichbarkeit wird durch Einschränkung der definierenden Symptome erreicht. Dadurch fallen jedoch zwangsläufig Feinheiten durchs Raster, auch solche, über die sich viele Experten einig sind.
Im ICD-10 und im ICD-11 werden folgende AD(H)S-Typen unterschieden:

- AD(H)S des vorwiegend unaufmerksamen Typs (6A06.0)
- AD(H)S des vorwiegend hyperaktiv-impulsiven Typs (6A06.1)
- AD(H)S mit gemischtem Erscheinungsbild (6A06.2)

Diagnostische Kriterien nach ICD-10

Unaufmerksamkeit

1. unaufmerksam, macht Flüchtigkeitsfehler
2. erhält Aufmerksamkeit nicht aufrecht
3. hört häufig nicht zu
4. bringt Aufgaben nicht zu Ende
5. hat Organisationsschwierigkeiten
6. vermeidet länger dauernde Aufgaben
7. verliert häufig Gegenstände
8. ist leicht ablenkbar
9. ist vergesslich

Hyperaktivität

1. dauernde motorische Unruhe
2. verlässt Situationen, in denen erwartet wird, dass sitzen geblieben wird
3. ist »dauernd in Bewegung«
4. ist unnötig laut
5. anhaltendes Muster exzessiver motorischer Aktivität, die durch sozialen Kontakt oder Verbote nicht beeinflussbar sind

Impulsivität

1. platzt mit der Antwort heraus
2. kann häufig nicht warten, bis er oder sie an der Reihe ist
3. unterbricht oder stört andere häufig (mischt sich zum Beispiel ins Gespräch oder Spiel anderer ein)
4. redet häufig exzessiv, ohne angemessen auf soziale Beschränkungen zu reagieren

AD(H)S kombinierter Typ

AD(H)S wird im ICD-11 als neuronale Entwicklungsstörung angesehen, die die Betroffenen ihr gesamtes Leben lang begleitet. Früher mussten für die Diagnose die AD(H)S-Symptome bereits im frühen Kindesalter nachweisbar sein. Nun ist gefordert, dass die AD(H)S-Symptomatik vor dem zwölften Lebensjahr begonnen haben sollte, in Ausnahmefällen auch später. Die Symptome müssen mindestens sechs Monate bestehen und zu Beeinträchtigungen im beruflichen, schulischen oder sozialen Kontext führen. Natürlich hat jeder auch einmal AD(H)S-ähnliche Symptome. Um die Diagnose AD(H)S zu stellen, müssen sich aber die Symptome »von der Normalität abgrenzen«. Das bedeutet, sie dürfen nicht besser durch andere psychische Störungen erklärt werden können und dürfen nicht auf den Einfluss von Medikamenten und Drogen zurückgeführt werden. Entscheidend für die Diagnosestellung ist, dass die Symptome zu einer deutlichen Funktionsbeeinträchtigung in beruflichen und sozialen Bereichen führen. Der ICD-11 ist bisher in Deutschland noch nicht offiziell eingeführt. Deshalb verschlüsseln wir aktuell noch dem ICD-10. Es wird eine Übergangszeit von etwa fünf Jahren geben. In der Zeit dürfen beide Diagnoseschlüssel verwendet werden.

Warum steht eigentlich das H in Klammern?

Die Abkürzung ADHS steht für Aufmerksamkeitsdefizit-/Hyperaktivitätsstörung. Dadurch hat sich leider eine ungenaue Begriffsdefinition eingebürgert, denn nicht immer spielt Hyperaktivität eine Rolle. Vielmehr gibt es auch die gemischte Form sowie die unaufmerksame Form ohne Hyperaktivität. Letzteres müsste dann Aufmerksamkeitsdefizit-/Hyperaktivitätsstörung ohne Hyperaktivität heißen – oder einfach Aufmerksamkeitsdefizitstörung (ADS). Kurz gesagt würde man die einzelnen AD(H)S-Typen so abkürzen:

- ✔ ADHS = hyperaktiver Typ
- ✔ ADS = unaufmerksamer Typ
- ✔ AD(H)S = gemischter Typ

Um deutlich zu machen, dass das H, also die Hyperaktivität, nicht bei jedem zu finden ist, habe ich in diesem Buch AD(H)S geschrieben und das H in Klammern gesetzt.

WIE WIRD AD(H)S DIAGNOSTIZIERT?

Mit AD(H)S ist es wie mit allen anderen Störungen im Bereich der Psychiatrie: Es gibt keine Laboruntersuchungen, auf die man sich stützen kann. Nur das, was man beobachten kann, verhilft zur Diagnose. Bei AD(H)S kommt als wichtiges Kriterium noch der zeitliche Verlauf hinzu: AD(H)S muss schon in der Kindheit oder im Jugendalter da gewesen sein, sonst ist es keine AD(H)S. Doch was ist, wenn es einfach keiner gemerkt hat? Dann muss man auf frühere Beobachtungen zurückgreifen: Zeugnisse aus der Grundschulzeit, Beurteilungen von Lehrern und Erziehern. Genauso wichtig ist aber, andere, im Idealfall die Eltern oder Geschwister, berichten zu lassen, wie das denn war in der Kindheit. Da kommen oft Sachen heraus, an die keiner mehr gedacht hatte, die aber für AD(H)S im Kindesalter ganz charakteristisch sind – Symptome also.
In unserer Praxis müssen Patienten einen umfangreichen Fragebogen ausfüllen. Wir erfassen damit schwierige Lebenssituationen, Schicksalsschläge, die schulische Entwicklung, die Herkunftsfamilie, die aktuelle Lebenssituation etc. Weiterhin bekommen Patienten Fragebögen, die die spezielle AD(H)S-Symptomatik abfragen. Im Erstgespräch machen wir ein ausführliches Interview, wo wir noch einmal ganz speziell auf die AD(H)S-Problematik eingehen. Im Gespräch zeigen sich meist auch die typischen AD(H)S-Symptome in Form von sprunghaftem Denken, Ablenkbarkeit, häufigen Stimmungswechseln, chaotischer Terminplanung, unvollständigen Tests etc. Natürlich ist es immer wichtig, andere Erkrankungen auszuschließen und alle weiteren seelischen und körperlichen Erkrankungen mitzuerfassen und bei Bedarf auch mitzubehandeln.
Und wie geht es dann weiter? Auf nationaler oder übernational regionaler Ebene gibt es wie gesagt ärztliche Leitlinien. Was es nicht gibt, sind Richtlinien oder Schablonen, anhand derer man

immer sagen kann, was was ist und was man wann tun muss. Die Leitlinien sind vielmehr eine strukturierte Übersicht der Aussagen zu einzelnen Störungen und Krankheitsbildern, auf die sich die Experten im jeweiligen Bereich aufgrund von belastbaren Studien (Evidenz) und Erfahrung im wirklichen (klinischen) Leben einigen können. Solche Leitlinien stellen oft den kleinsten gemeinsamen Nenner aller beteiligten Experten dar (im Falle der letzten Leitlinie zu AD(H)S aus dem Jahr 2017 waren das neben Fachärzten verschiedener Richtungen auch Psychologen, Ergotherapeuten, Heilpädagogen etc.).[37] Die Experten konnten sich klar auf die folgende Aussage festlegen: Die Diagnose AD(H)S darf nicht ausschließlich auf der Grundlage von psychologischen Tests gestellt oder ausgeschlossen werden.

TESTS KÖNNEN EINE GROBE RICHTUNG VORGEBEN

Ich möchte noch einmal betonen: AD(H)Sler sind als AD(H)Sler auf die Welt gekommen und gehen davon aus, dass alle anderen die Welt ähnlich erleben wie sie. Deswegen kann die alleinige Auswertung von Fragebögen für die Diagnostik nicht zuverlässig sein. AD(H)S-Betroffene erfassen nämlich oft nicht ihre Problematik im Ganzen, denn sie haben sich selbst ja nie anders erlebt. Sie wissen nicht, wie es ist, sich gut konzentrieren und motivieren zu können. Zudem fallen die Tests oft unterschiedlich aus, je nachdem zu welchem Zeitpunkt im Leben der Betroffenen sie gemacht werden: Ist der AD(H)S-Betroffene gerade gestresst? Oder ist er im Gegenteil total begeistert? Hat er gerade eine Niederlage erlebt und ist demnach für ihn die Welt untergegangen? Oder hatte er gerade ein Erfolgserlebnis? Auch aufgrund der unterschiedlichen Sichtweisen der Betroffenen auf sich selbst ist es so wichtig, wenn möglich zusätzlich die Angehörigen zu befragen.

Aus der Praxis

Ich bin immer wieder erstaunt, dass die Fragebögen, die von den AD(H)S-Betroffenen selbst ausgefüllt werden, keine Auffälligkeiten erkennen lassen würden. Dabei entfaltet sich die ganze Problematik bereits bei der Anmeldung, wenn die Betroffenen ohne Versicherungskarte zum falschen Termin kommen, endlos diskutieren, ob man überhaupt Fragebögen ausfüllen muss, oder aber diese so schnell und oberflächlich ausfüllen, dass die Hälfte fehlt. Meine Arzthelferinnen können manche AD(H)S-Verdachtsdiagnosen oft schon bei der Anmeldung stellen – ohne auch nur einen Blick auf den Fragebogen geworfen zu haben. Wenn man viele AD(H)S-Patienten gesehen hat, kann man die Diagnose deutlich schneller stellen, weil man einfach weiß, wie sich AD(H)S anfühlt.

Allein aufgrund von Fragebögen darf eine Diagnose also weder bestätigt noch verworfen werden, zumal sie häufig den unaufmerksamen Typ außer Acht lassen. Vielfach wird AD(H)S auch durch Computerprogramme diagnostiziert, anstatt die Lebensgeschichte und die aktuelle Situation der Patienten zu erfassen. Noch häufiger aber wird die Diagnose AD(H)S trotz klarer Symptomatik überhaupt nicht gestellt, nur weil in den Tests die erforderliche Punktzahl nicht ganz erreicht wird. Das ist grundsätzlich falsch. Denn auch aufgrund von Tests kann AD(H)S weder festgestellt noch ausgeschlossen werden. Tests dienen nur der groben Orientierung. Die AD(H)S-Diagnostik wird erst zuverlässig durch

- ein ausführliches diagnostisches Interview,
- die Erhebung der Lebensgeschichte der Patienten,
- die Befragung auch von Angehörigen.

Das ist aufwendig und kostet Zeit. Tests dagegen können delegiert werden und müssen nicht persönlich erbracht werden.

AD(H)S ist eine klinische Diagnose

Leider machen einzelne Institute mittlerweile viel Geld damit, Patienten neuropsychologische Tests oder gar EEG-Untersuchungen anzubieten, mit denen sie vorgeben, AD(H)S eindeutig diagnostizieren zu können. Tatsache aber ist, dass es weder einen Bluttest noch einen neuropsychiatrischen oder neurologischen Test gibt, mit dem AD(H)S bewiesen oder ausgeschlossen werden kann. Auch bildgebende Verfahren wie Kernspintomografie oder Computertomografie sind ohne Nutzen. AD(H)S bleibt, wie im Übrigen alle anderen seelischen Erkrankungen auch, eine klinische Diagnose. Das bedeutet, dass die Diagnostik ausschließlich aus der Krankheitsgeschichte und der aktuellen Symptomatik in einem Gespräch erhoben werden kann.

Mit Tests kann man allerdings andere Störungen abprüfen, die im Zusammenhang mit AD(H)S relevant sind. So kann es besonders im Kindesalter sinnvoll sein, eine Intelligenzdiagnostik zu erheben. Das ist dann wichtig, wenn sich im Kindesalter eine deutliche Diskrepanz zwischen dem Intelligenzquotienten und erreichter Leistung zeigt, wenn also Kinder in der Testung deutlich intelligenter sind, als die Leistungen vermuten lassen, die sie in der Schule erbringen. Diese Diskrepanz kann dann der Konzentrations- und Aufmerksamkeitsstörung geschuldet sein. Die von AD(H)S betroffenen Kinder sind oft nicht in der Lage, ihr volles Potenzial zu nutzen, und bleiben damit oft (weit) unter ihren Möglichkeiten. Das gilt auch für betroffene Erwachsene.

Zudem sollte verhindert werden, dass Kinder in der Schule überfordert werden. Keine Medikation dieser Welt kann ein Kind mit niedrigem Intelligenzquotienten dazu befähigen, auf ein Gymnasium zu gehen und ein Studium zu bewältigen. In solchen Fällen muss man die Eltern entsprechend beraten: Ihre Erwartungen sind zu hoch, und sie sollten eine andere Schulform für ihr Kind wählen. Außerdem sollte man mittels Testung eine Lese-Rechtschreib-Störung oder eine Dyskalkulie abklären, da sich diese sogenannten Teilleistungsstörungen bei AD(H)S-Betroffenen häufiger finden.

Gibt es weitere Betroffene in der Familie?

Da AD(H)S in erheblichem Maße erblich ist, sollte immer nach anderen Betroffenen in der Familie gefragt werden.

Natürlich müssen auch andere Erkrankungen mit teils ähnlicher Symptomatik ausgeschlossen werden. Da gibt es eine ganze Reihe, wie wir bereits im Kapitel »AD(H)S und Begleiterkrankungen« gesehen haben. Auch deshalb ist die Diagnostik von AD(H)S nicht einfach. Die Abgrenzung zu bipolarer Erkrankung, zu Borderline-Persönlichkeitsstörung und zu Autismus kann schwierig sein. Diese Erkrankungen kommen außerdem häufiger zusammen mit AD(H)S vor und müssen dann mitbehandelt werden.

Störungen der Schilddrüsenfunktion können schwere Aufmerksamkeitsdefizite verursachen. Organische Erkrankungen, und Stoffwechselerkrankungen, Darmerkrankungen und auch Tumorerkrankungen können ebenfalls die Konzentration beeinträchtigen und Erschöpfungssymptome hervorrufen.

AUF DIE RICHTIGEN FRAGEN KOMMT ES AN

Die Erfahrung des behandelnden Arztes oder Psychotherapeuten ist ausschlaggebend. Ein Arzt mit Erfahrung in der Diagnostik von AD(H)S wird die richtigen Fragen stellen und die AD(H)S-Symptome schneller und sicherer erfassen.
Noch beschäftigen sich zu wenige Fachärzte und Psychologen mit AD(H)S. Die Diagnostik ist aufwendig und setzt Erfahrung voraus. Die Vergütung von Fachärzten seitens der Krankenkassen spiegelt diesen Aufwand leider nicht annähernd wider. Fachärzte für Psychiatrie haben nicht die Zeit, die eine umfangreiche Diagnostik braucht. Ihre Praxen laufen so schon über. Übrigens: Viele Psychologen und Psychiater haben gelernt, dass alle Ursachen von seelischen Störungen in der Kindheit zu suchen sind und dass immer Psychotherapie erfolgen sollte. AD(H)S erfordert ein Umdenken, denn hier haben wir es mit einer neurobiologischen Störung zu tun, die erblich ist und in den meisten Fällen auch medikamentöse Behandlung benötigt.

HABE ICH AD(H)S?

Sie sollten sich die Frage stellen, ob Sie AD(H)S haben, wenn Sie seit Ihrer Kindheit unter Kernsymptomen wie Konzentrationsstörungen, Motivationsstörungen, Stimmungsschwankungen, Impulsivität und chaotischer Arbeitsweise leiden. Im Zweifelsfall lassen Sie es abklären, denn der Aufwand für eine Diagnostik ist überschaubar. Stellen Sie aber vorher sicher, dass Ihr Psychiater oder Psychotherapeut etwas von AD(H)S versteht. Davon können Sie nämlich leider nur selten ausgehen. Mein Tipp daher: Erkundigen Sie sich bei Bekannten oder Selbsthilfegruppen, wer infrage kommen könnte. Ich sehe leider zu viele Patienten, die durch Deutschland irren, immer wieder einen neuen Anlauf für eine Diagnostik machen und dann die Information bekommen, dass AD(H)S eine erfundene Erkrankung sei oder dass sie auf keinen Fall AD(H)S hätten, da sie ja Abitur gemacht haben. Wenn Ihnen jemand so etwas erzählt, müssen Sie leider weiter suchen.

ZUSAMMENFASSUNG

- → Das ICD-System ist ein internationaler Diagnoseschlüssel, in dem Krankheitsbilder auf der ganzen Welt nach den gleichen Kriterien eingeordnet werden.
- → AD(H)S wird im ICD-11 als neuronale Entwicklungsstörung angesehen, die die Betroffenen ihr Leben lang begleitet.
- → »ADHS« als Oberbegriff beschreibt nur die hyperaktive Form dieser Aufmerksamkeitsstörung. Um auch den unaufmerksamen und den gemischten Typ abzubilden, setze ich das H in diesem Buch demonstrativ in Klammern.
- → Die Diagnose AD(H)S darf nicht ausschließlich auf der Grundlage von psychologischen Tests gestellt oder ausgeschlossen werden. Erfahrungsberichte des Patienten und seiner Mitmenschen ebenso wie die Lebensgeschichte der Patienten sind bei der Diagnose von immenser Bedeutung.
- → Dabei ist stets zu beachten, dass AD(H)S nicht plötzlich auftritt, sondern sich als Entwicklungsstörung schon in der Kindheit und im frühen Erwachsenenalter abzeichnet.
- → Andere Familienmitglieder können ebenfalls betroffen sein; bei der Diagnose sollte danach gefragt werden.

Therapie der AD(H)S

Die Behandlungsempfehlung für erwachsene AD(H)S-Betroffene unterscheidet sich von allen anderen seelischen Erkrankungen, da immer eine medikamentöse Behandlung empfohlen wird, auch bei leichten Verläufen.[38] Leider wird dies aktuell in den wenigsten Fällen umgesetzt. Stattdessen sind die meisten Patienten jahrelang in Psychotherapie und niemand denkt an AD(H)S. Doch AD(H)S lässt sich meist nicht allein mit Psychotherapie behandeln – oder zumindest mit deutlich schlechteren Ergebnissen. Betroffene profitieren am meisten von einer sogenannten multimodalen Behandlung.

Multimodale Therapie von AD(H)S bei Erwachsenen

Analog aktueller S3-Leitlinie, unter Berücksichtigung von persönlichen Faktoren, Umgebungsfaktoren, Teilhabe, Schweregrad der Störung, Schweregrad koexistierender Störung(en):

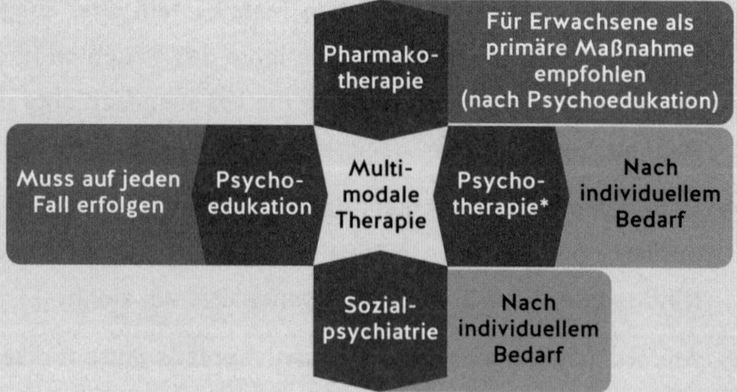

WAS IST PSYCHOEDUKATION?

Bei der Psychoedukation werden Betroffene über das Krankheitsbild, die Symptomatik und die Behandlungsmöglichkeiten aufgeklärt. Der Arzt oder Psychologe sollte ein Krankheitsbild verständlich vermitteln, die Ursache der AD(H)S ausführen und Mut machen, sich der Diagnose zu stellen. Betroffene müssen verstehen, warum sie in ihrem Leben so viele Misserfolge und Niederlagen hatten.

Die eigene Lebensgeschichte verstehen

Das Wissen über AD(H)S hilft Betroffenen, sich selbst besser zu verstehen und zu erkennen: »Niemand hat Schuld an AD(H)S, weder ich selbst noch meine Eltern.« Diese Erkenntnis führt oft zu einer großen Entlastung und in manchen Fällen auch zu einer Wiederannäherung an die eigenen Eltern. So kann es zum Beispiel helfen, die Gefühlsausbrüche und die als Willkür und Unbeherrschtheit erlebte Impulsivität des eigenen Vaters anders zu rahmen. Aus dem Gedanken »Mein Vater hat mich nie gemocht und mich immer niedergemacht« kann mithilfe der Psychoedukation ein anders Verständnis entwickelt werden, etwa: »Mein Vater war auch betroffen, und zwar viel schlimmer als ich. Und er hatte keine Ahnung davon.« Diese Sichtweise kann helfen, mit den erlebten und erlittenen Kränkungen Frieden zu finden und vielleicht sogar zu verzeihen. Es kann ungeheuer hilfreich und entlastend sein, in der Familie über AD(H)S zu reden. Immer wieder stellen sich bei mir Eltern und sogar Großeltern vor, die mir berichten, dass sie nach einem Gespräch mit ihren erwachsenen, gerade mit AD(H)S diagnostizierten Kindern wissen möchten, ob AD(H)S auch der Schlüssel zu ihrer eigenen Lebensgeschichte sein könnte.

Psychoedukation soll also helfen, sich selbst zu verstehen und zu akzeptieren – beides ist gut für die Entwicklung eines gesunden Selbstwertgefühls. Wenn man sich selbst gut verstehen kann, dann kann man anderen auch eine Gebrauchsanweisung für sich selbst geben. Insbesondere Partnerinnen, Partnern und nahen Angehörigen hilft das ungemein, den Alltag mit einem AD(H)S-Betroffenen zu erleben. Man muss immer bedenken, dass mehr als 95 Prozent der Mitmenschen anders ticken. Es hilft also, ihnen die AD(H)S-Besonderheiten zu erklären, wenn nötig auch mehrfach, denn auch andere Menschen vergessen hin und wieder Dinge. Darum muss man für so manche Erklärung immer mal wieder einen neuen Anlauf nehmen. Ich bin immer wieder erstaunt, wie dankbar es von den Patienten angenommen wird, AD(H)S richtig zu erklären. Natürlich kostet es Zeit, ein Krankheitsmodell zu entwickeln, Fragen zu beantworten und zu erklären, woran AD(H)S-Betroffene arbeiten müssen. Man muss diese Zeit am Anfang investieren, damit es AD(H)S-Betroffenen gelingen kann, sich mit ihren Besonderheiten zu akzeptieren. Es ist oft auch notwendig, Angehörige in den Prozess mit einzubeziehen. Auch für die Partner von AD(H)S-Betroffenen ist es wichtig, Erklärungen für die AD(H)S-typischen Schwierigkeiten zu bekommen. Es kann für sie so entlastend sein, wenn sie erfassen, dass ihre Partner nicht desinteressiert und egozentrisch sind, sondern große Problem mit ihrer Konzentration und ihrem Gedächtnis haben.

Schade, dass Psychotherapeuten Psychoedukation oft etwas verächtlich behandeln, denn dabei wird übersehen, dass die Bearbeitung der Kindheit oft gar nicht notwendig ist. Vielmehr ist es für die Betroffenen wichtig, zu verstehen, warum sie sich ein Leben lang anders gefühlt haben und auch anders fühlen werden. Das kann ihnen in vielen Lebensbereichen dabei helfen, besser zurechtzukommen.

MEDIKAMENTÖSE BEHANDLUNG MIT STIMULANZIEN

Leitliniengerechtes therapeutisches Vorgehen

- ✔ Psychoedukation
- ✔ Beurteilung des Schweregrads der von AD(H)S betroffenen Kinder oder Erwachsenen
- ✔ psychotherapeutische und/oder medikamentöse Behandlung

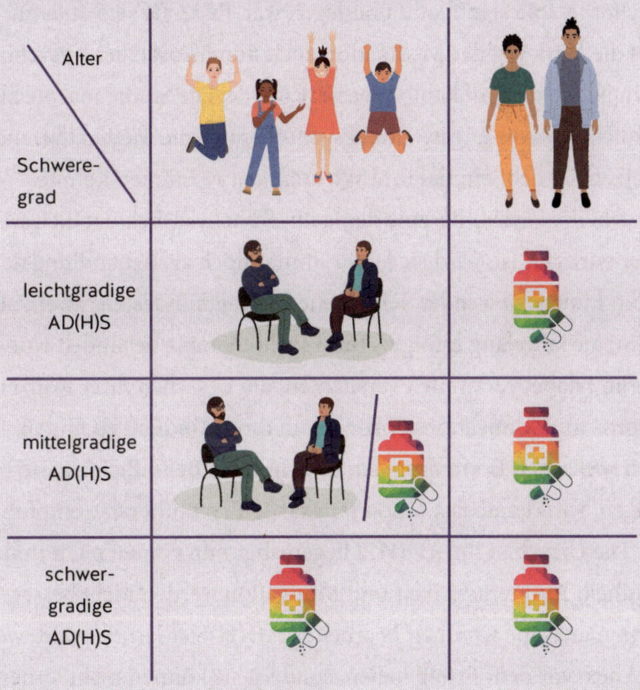

Nach der Psychoedukation ist bei Erwachsenen als nächste Maßnahme immer eine medikamentöse Behandlung mit Stimulanzien empfohlen. Das ist bemerkenswert! Die Medikation hat in Studien die höchste Wirksamkeit und die geringste Nebenwirkungsrate gezeigt. Die Überlegenheit von Medikation zeigte sich zum Beispiel auch in der 2015 weltweit größten Studie von Prof. Dr. Alexandra Philipsen.[39] In dieser Studie wurde an 419 Patienten untersucht, welche Behandlungsmethode die besten Ergebnisse zeigte. Es wurden verschiedene Patientengruppen gebildet: Eine Gruppe wurde nur psychotherapeutisch behandelt, die zweite nur medikamentös mit Methylphenidat und die dritte Gruppe sowohl medikamentös als auch mit Psychotherapie. Es zeigte sich, dass die Medikation der Psychotherapie signifikant überlegen war. Es zeigte sich zudem, dass die Wirkung der Medikation auch durch zusätzliche Psychotherapie nicht signifikant verbessert wurde. Die Studie machte also deutlich, dass die angewandte Psychotherapie die Medikation nicht ersetzen, ja nicht einmal ihre Wirksamkeit verstärken konnte. Obwohl die Psychotherapie demgemäß nachweislich deutlich weniger wirksam ist, wird sie leider immer noch als Behandlung der ersten Linie angewendet. Ich sehe jeden Tag mindestens zwei Patienten, die jahrelang erfolglos mit Psychotherapie behandelt wurden und dabei verzweifelt versuchten, die Ursachen ihrer Konzentrations- und Motivationsstörungen in ihrer Kindheit zu finden. Bei allen seelischen Erkrankungen, oft schon bei Befindlichkeitsstörungen, wird heute fast schon reflexartig Psychotherapie empfohlen. Die Ursachen für AD(H)S liegen aber nun einmal nicht in der Kindheit. Aufmerksamkeit und Motivation werden nicht besser, wenn man seine Kindheit bearbeitet. AD(H)Sler lernen nicht, weil sie Angst vor dem Erfolg haben, sondern sie können nicht lernen, weil sie reizoffen sind und eine Konzentrationsstörung haben.

AD(H)S-Kinder werden nicht deswegen verhaltensauffällig, weil sie zu wenig Aufmerksamkeit bekommen, sondern sie haben die Aufmerksamkeit aller, können sich aber selbst nicht steuern und regulieren. AD(H)S-Betroffene kommen nicht zu spät, um ihre Macht auszukosten, sondern weil ihre Zeitmesser genetisch bedingt ungenau sind. Sie sind nicht vergesslich, weil sie etwas vermeiden wollen, sondern ihr Gehirn speichert Dinge einfach schlechter ab.

Noch mal zur Erinnerung

AD(H)S ist ein neurobiologisches Problem und eine Entwicklungsstörung. AD(H)S zeigt sich schon in der Kindheit, aber die Ursache von AD(H)S liegt nicht in der Kindheit.

Ich behandele seit etwa 25 Jahren AD(H)S bei Erwachsenen. Obwohl ich selbst Fachärztin für Psychotherapie und Psychosomatik bin, muss auch ich immer wieder feststellen, dass Medikation einer Psychotherapie deutlich überlegen ist. Meine Patienten nennen die Medikation oft Game- oder Life-Changer. Über die Hälfte der AD(H)S-Patienten braucht nach einer medikamentösen Behandlung gar keine Psychotherapie mehr.

Deshalb sollte AD(H)S bei Erwachsenen immer medikamentös behandelt werden. Ich habe zu viele Patienten gesehen, die sich fragen, was sie in all den Jahren in der Therapie gemacht haben, wenn sie sich dank Stimulanzientherapie auf einmal konzentrieren und motivieren können. Sie sind ganz erstaunt, wie leicht das Leben auf einmal sein kann.

Es ist verwunderlich und ärgerlich zugleich, dass heute manche Fachärzte und Psychologen immer noch behaupten, dass es AD(H)S nicht gibt oder dass man es mit der Aufarbeitung der Kindheit behandeln kann. AD(H)S ist ein sehr gut behandelbares Krankheitsbild, aber es muss auch richtig diagnostiziert und *korrekt* behandelt werden. Patienten sind oft maßlos frustriert und tief resigniert, wenn sie bereits die dritte Psychotherapie machen und die immer noch keinen Erfolg bringt. Das stürzt sie in tiefe Selbstzweifel, denn sie suchen den Fehler bei sich selbst. Neben den immensen Kosten für die Solidargemeinschaft für eine hier nutzlose Psychotherapie ist es für die Patienten verlorene Lebenszeit, die ihnen niemand zurückgeben kann.

Aus der Praxis

Katharina ist Mitte 30 und Hautärztin. Sie hat ihr Studium mit Mühe abgeschlossen, während ihre Geschwister alle megaerfolgreich sind. Katharina fühlt sich schnell erschöpft und kann nur mit großer Anstrengung die Dokumentation und Verwaltungsarbeit erledigen, die ihr als Assistenzärztin in einer niedergelassenen Praxis abverlangt werden. Sie hat immer wieder depressive Phasen und ist voller Selbstzweifel. In ihren zwei Therapien hat sie daran gearbeitet, dass ihre Eltern zu ehrgeizig waren und es nicht ertragen konnten, dass sie als einziges Kind so weit unter den Erwartungen geblieben ist. Die Erklärung für ihre Konzentrationsstörung und Erschöpfung war, dass der narzisstisch gestörte Vater nicht ihr wahres Selbst akzeptieren konnte und sie sich deshalb so verausgaben muss, um die Anerkennung des Vaters zu erreichen. Der Therapieerfolg war, dass die Patientin die Beziehung zu ihren Eltern abgebrochen hat, um endlich zu lernen, sie selbst zu sein. Das hat allerdings ihre Depression, ihre Erschöpfung und ihre Konzentrationsstörung auch

nicht gebessert. Im Gegenteil, sie hat ihre Familie vermisst und unter dem Kontaktabbruch gelitten.
Katharina müsste sich schon seit vier Jahren zu ihrer Facharztprüfung anmelden. Das traut sie sich aber nicht zu, und so verschiebt sie von Jahr zu Jahr diese Prüfung und arbeitet immer noch für das Gehalt einer Assistenzärztin, obwohl ihr deutlich mehr zustehen würde. Sie zweifelt auch immer wieder an ihren Fähigkeiten als Ärztin, weil sie so vergesslich ist und immer wieder die Namen von Medikamenten vergisst.
Ich diagnostizierte bei Katharina AD(H)S des unaufmerksamen Typs und stellte sie auf Stimulanzien ein. Das bedeutete für sie eine völlige Lebensveränderung. Sie konnte es gar nicht fassen, dass sie auf einmal in der Lage war, ihre Aufgaben zu erfüllen, auf Patienten einzugehen und gleichzeitig eine gute Dokumentation zu erstellen. Das Unfassbare war für sie, dass sie abends nicht mehr schlagkaputt nach Hause kam. Sie hatte jetzt noch die Energie, mit Freunden etwas zu unternehmen und das Leben zu genießen.
Mit ihren Eltern hat sie sich inzwischen ausgesprochen. Es war tränenreich, auch für ihre Eltern. Katharina konnte sehen, dass ihre Eltern es gut gemeint hatten mit ihrem Antreiben und ihrem Druck, den sie auf Katharina ausübten, damit sie in die Gänge kommt. Sie konnte wahrnehmen, dass sie ohne die Unterstützung der Eltern nie das Abitur und das Medizinstudium zustande gebracht hätte und dass es auch für ihre Eltern mühsam war, Katharina immer wieder dazu anzuhalten, ihre Hausaufgaben zu machen, aufzuräumen und ihre Arbeiten rechtzeitig anzufangen. Katharina erkannte: Der Psychotherapeut hatte ihnen unrecht getan. Es sind engagierte Eltern, die das Potenzial ihrer Tochter erkannt haben, die aber nie wussten, warum sie es nicht nutzen konnte.

AD(H)Sler haben es schwer und Eltern auch! Man muss die unendliche Trauer von Patienten erlebt haben, die tiefe Enttäuschung, wenn sie, oft erst nach Jahrzehnten, die richtige Medikation bekommen und dann erstmals in der Lage sind, ihr Gehirn richtig zu nutzen. Sie fragen sich zu Recht: »Was wäre aus mir geworden, wenn mein Therapeut schon vor zehn Jahren die richtige Diagnose gestellt hätte?« Die verlorene Zeit, die verpassten Chancen werden umso schmerzhafter erlebt, wenn der Betroffene erkennt, dass sie zu verhindern gewesen wären. Ich kann das so gut nachvollziehen, weil dieses Leid so unnötig ist. AD(H)S lässt sich gut diagnostizieren und behandeln, und so viele Misserfolge und Scheitern wären vermeidbar, wenn die Diagnose früh richtig gestellt und die AD(H)S angemessen behandelt wird.

Medikation bei Kindern

Bei Kindern gelten andere Empfehlungen als bei Erwachsenen. Kindern sollte bei leichten Formen der AD(H)S nicht sofort eine Medikation angeboten werden, wohl aber bei mittleren und schweren Verläufen. Ein Elterntraining kann immer empfohlen werden, damit Eltern Hilfe dabei bekommen, mit dem Problemverhalten ihrer Kinder gut umgehen zu können, und zu lernen, wie sie Unterstützung leisten können.

WAS SIND STIMULANZIEN?

Stimulanzien sind eigentlich Aufputschmittel. Bei Menschen ohne AD(H)S wird der Antrieb gesteigert, die Wirkung ist euphorisierend. Es liegt nahe, dass sich daraus eine Sucht entwickeln kann. Dieselben Stimulanzien wirken bei AD(H)S-Betroffenen anders, nämlich

»paradox«: Sie werden ruhig, klar und besonnen, häufig auch friedlich und entspannt. Sie fühlen sich wacher, aufmerksamer, präsenter und emotional ausgeglichener. Die Euphorie bleibt aus. Die emotionalen Überreaktionen werden gedämpft, und die Gefühlsamplitude hat nicht mehr so große Ausschläge. Zu hohe Dosen führen bei Betroffenen aber nicht zu einer Wirkungsverstärkung, sondern neben einer Abnahme der erwünschten Wirkung zusätzlich eher zu Missmut, Niedergeschlagenheit und Depression. Von einer weiteren Steigerung der Dosis profitieren AD(H)Sler also nicht, weil sie dann Nebenwirkungen bekommen, die für sie unangenehm sind. Während Menschen ohne AD(H)S tatsächlich durch die antriebssteigernde und euphorisierende Wirkung abhängig werden können, ist Missbrauch von Stimulanzien durch AD(H)S-Betroffene aufgrund der unerwünschten Nebenwirkungen bei Einnahme zu hoher Dosen sehr selten und beschränkt sich meist auf Menschen, die bereits Erfahrung mit vielen Drogen haben. Tatsächlich zeigen Studien, dass AD(H)S-Betroffene ein deutlich niedrigeres Risiko für Suchtentwicklung haben, wenn sie in der Kindheit mit Stimulanzien behandelt wurden.[40] Diese Kinder konsumierten in der Pubertät weniger Alkohol und rauchten weniger Zigaretten. Es ist also genau umgekehrt, als es in der Laienpresse manchmal dargestellt wird.
Die Diagnostik und die Verordnung von Stimulanzien stehen unter Facharztvorbehalt. Nur Psychiater und Psychosomatiker dürfen die Diagnose stellen und die Medikation einstellen. Die Weiterverordnung kann allerdings auch durch den Hausarzt erfolgen, wenn eine fachärztliche Mitbehandlung erfolgt.

WIE WIRKEN STIMULANZIEN?

Stimulanzien wirken wie eine chemische Brille. Wenn man schlecht sieht, ist das Leben anstrengend; man sieht alles unscharf, und am

Ende des Tages ist man erschöpft und hat trotzdem nicht das Gleiche geschafft wie Menschen, die gut sehen können. Wenn man nun eine chemische Brille in Form von Stimulanzien aufsetzt, kann man für die Dauer der Wirkung scharf sehen, priorisieren, in die Gänge kommen und an Arbeiten dranbleiben, selbst wenn sie langweilig sind. Diese »Brille« bewirkt zudem eine Art räumliches Sehen und so gelingt es dem AD(H)Sler, besser zu unterscheiden, welche Aufgaben wichtig sind und welche weiter in der Ferne liegen und zum Beispiel auf den nächsten Tag verschoben werden können.

Auto fahren erlaubt!

Bei Einnahme von Stimulanzien darf man Auto fahren. Verkehrsmedizinische Untersuchungen zeigen, dass Betroffene mit Medikation sogar besser Auto fahren, weil sie konzentrierter und gelassener sind. Sie halten sich unter Medikation auch eher an die Regeln der Straßenverkehrsordnung.

Wenn die Medikation abgebaut ist, die Wirkung also endet, dann ist es, als setzte man die Brille wieder ab. Man sieht genauso schlecht wie zuvor. Der Unterschied zu einer normalen Brille ist aber, dass unser Gehirn dazulernt und sich mithilfe der Medikation tatsächlich anders verschalten kann.

WAS BEWIRKEN STIMULANZIEN?

Wie Sie wissen, sind AD(H)S-Betroffene reizoffen und nehmen alle Reize gleich wichtig, gleich scharf und gleich laut wahr. Das war für unseren Steinzeit-AD(H)Sler ein Vorteil, ist aber in unserem reizüberfluteten Kulturmodus lästig. Wir müssen in der heutigen Welt nicht ständig einer Bedrohung gewahr werden, es geht nicht mehr um Leben und Tod. Stattdessen gibt es Reize überall: Verkehr, Handy, Musik, zu viele Menschen. Doch der AD(H)Sler nimmt seine Umwelt immer noch so wahr wie in der Steinzeit. Er wird permanent mit Reizen bombardiert, was via Reizüberflutung zu Dauerstress führt. Es sind zu viele Informationen, zu viele Geräusche, zu viele Menschen und zu viele Gedanken, die auf der Gehirnfestplatte landen.

Aus der Praxis

Ein Patient hat mir das so beschrieben: »Es ist in meinem Gehirn so, als hätte man mir vier Radiosender gleich laut angemacht, und ich höre alle auf einmal und weiß nicht, welchem ich zuhören soll.« Nach der medikamentösen Einstellung schrieb er mir Folgendes: »Als Wirkung selbst verspüre ich eine innere Ruhe, die ich so noch nie hatte und die sich sehr befreiend anfühlt. Es ist so, als hätte ich endlich eine totale Stille im Gehirn, keine Gedanken, die sich überschlagen und keine andauernde Reizüberflutung, wodurch ich weniger angespannt bin. Ich kann mich besser konzentrieren und (bestimmte) Aufgaben einfach und schnell erledigen, vor allem weil ich sie ohne große Überlegungen beginnen und dann auch zu Ende bringen kann. Die gebremste Wut im Tunnel ist weg, es gibt jetzt eine Handbremse. Ich kann wie ein normaler Mensch filtern, die Gefühle überwältigen mich nicht mehr. Ich bin der Mensch, der ich sein will. Und ich habe keine Fresslust mehr, ich muss mich nicht mehr mit Essen beruhigen und betäuben.«

Wenn die Medikation anspricht – und das ist in 70 bis 80 Prozent der Fall –, dann erleben Betroffene, dass sie auf einmal fokussiert und konzentriert sind und dass es ihnen leichtfällt, Entscheidungen zu treffen und zu priorisieren. Sie beschreiben es oft so, dass sie das Gefühl haben, als hätte sich plötzlich eine Nebelwand gelichtet oder als wäre eine Milchglasscheibe klar geworden. Vor der chemischen Brille war das Leben mit der Milchglasscheibe für Betroffene anstrengend, verwirrend und desorganisiert, weil sie nur schemenhafte Konturen wahrnehmen konnten und ihnen der Überblick und eine Struktur fehlte. Jeder neue Reiz rief sofort eine Ablenkung hervor, was zu ständiger Getriebenheit, Unruhe und innerer Anspannung führte.
Die Erfahrungen durch Medikation können durchaus auch traurige Gefühle bei Betroffenen hervorrufen, etwa darüber, dass sie jetzt erst die Medikation bekommen haben. Vor allem aber sind die meisten erstaunt darüber, wie leicht es mit der Medikation auf einmal ist, sich auf etwas zu konzentrieren. Es ist wie ein Augenöffner, wenn sie auf einmal erkennen: »Was? So leicht haben es die anderen?« Es gelingt AD(H)Slern mit Medikation zudem viel besser, Dinge anzufangen und zu Ende zu bringen. Sie scheitern nicht mehr täglich an sich selbst, was sie über Jahre immer wieder frustriert und enttäuscht hat. Sie können oft sogar erstmals an sich glauben, sie erleben Selbstwirksamkeit.
Das ist für viele der Life-Changer. Selbstwirksamkeit braucht jeder Mensch: die Erfahrung, etwas aus sich selbst heraus zu bewirken. Kann man keine ausreichende Selbstwirksamkeit entwickeln, entstehen daraus Selbstzweifel, Versagensgefühle, Schuldgefühle, oft sogar Selbsthass. Betroffenen gelingt es unter Medikation deutlich besser, in die Gänge zu kommen und nicht mehr alles auf den letzten Drücker aufzuschieben. Sie erleben es als beglückend, dass sie

nun mithilfe von Medikamenten Vorsätze in die Tat umsetzen können und erfolgreich werden. Plötzlich gelingen – oft zum ersten Mal – aus Sicht eines neurotypischen Menschen eher kleine Dinge, wie ein Buch zu lesen oder die Wohnung aufzuräumen. AD(H)Sler sind erstaunt, wie leicht das auf einmal geht. Stimulanzien machen nicht intelligenter, dafür gibt es kein Mittel. Sie erlauben aber Betroffenen, ihr geistiges Potenzial auszuschöpfen und es zu nutzen – endlich.

Auch emotional verändert sich aufgrund der Medikation viel. Die emotionale Achterbahn verwandelt sich in eine sanfte Wellenbewegung, die Amplitude normalisiert sich. Extreme Gefühlsreaktionen werden abgefedert. Das ist für Betroffene, aber auch für ihre Umgebung, oft eine große Erleichterung.

Betroffene beschreiben es so, dass es ihnen auf einmal gelingt, sich besser abzuschirmen und abzugrenzen gegen all das, was im Außen passiert, so als hätten sie eine Schutzschicht um sich herum. Sie sind emotional nicht mehr so reizbar durch die Verhaltensweisen ihrer Mitmenschen. Die scharf gestellte Alarmanlage wird herunterreguliert und funktioniert nun für die Dauer der Wirkung im Kulturmodus. Die Dünnhäutigkeit und Hypersensitivität wird geringer. Die Gefühle werden reguliert, man wird einfach ausgeglichen(er). Man ist plötzlich nicht mehr Master of Disaster. Ich bringe das gerne auf den sehr einfachen Nenner: Stimulanzien machen einen klareren Kopf und ein dickeres Fell.

Wenn über die möglichen Nebenwirkungen der Medikation gesprochen wird, dürfen wir nicht vergessen, dass eine unbehandelte AD(H)S selbst auch viele »Nebenwirkungen« hat, denken wir beispielsweise an all die Begleiterkrankungen. Es ist also keineswegs risikolos, AD(H)S *nicht* zu behandeln. AD(H)S selbst ist ein Risikofaktor für viele seelische und stressbedingte Erkrankungen. Es

Die Persönlichkeit bleibt gleich

Das Ziel der Medikation ist es nicht, dass sich AD(H)S-Betroffene in ihrer Persönlichkeit verändern, sich den neurotypischen Menschen anpassen oder zu gedämpften Zombies werden. Vielmehr sollen die Stimulanzien AD(H)S-Betroffene in die Lage versetzen, ihr Potenzial zu entfalten und sozial(v)erträglich zu werden. Erreicht werden soll, dass AD(H)S-Betroffene kein ständiger Stressfaktor für sich selbst und für ihre Umgebung sind und dass sie andere nicht unabsichtlich mit ihrer Impulsivität verletzen.

ist gut, dass wir die Diskussion über eine medikamentöse Behandlung der AD(H)S heute unaufgeregter führen können. Es gibt dazu umfangreiche, solide Forschung. Stimulanzien werden seit über 70 Jahren eingesetzt. Wirkung, Risiken und Nebenwirkungen kennen wir heute sehr genau.

WELCHE STIMULANZIEN WERDEN EINGESETZT?

Die Mittel der Wahl bei der AD(H)S-Therapie, also die First-Line-Empfehlung, sind Stimulanzien mit den Substanzen Methylphenidat (Ritalin®) und Lisdexamfetamin. First-Line-Empfehlung bedeutet, dass nach der aktuellen Studienlage das Medikament den besten Nutzen und die geringste Nebenwirkungsrate hat. Auch das ist übrigens bemerkenswert: Es gibt bei keinem anderen Krankheitsbild seit 70 Jahren eine First-Line-Empfehlung für die gleiche Medikation. Bei AD(H)S ist nie etwas Besseres gefunden worden.
Der behandelnde Arzt braucht viel Erfahrung für die individuelle Eindosierung. Es gibt keine Standarddosierung. Die individuelle Dosis muss immer austitriert werden. Das bedeutet, dass der Arzt

So wirken die AD(H)S-Medikamente

Substanz	Wirksamkeit	Markenname	Wirkzeit
Methylphenidat	kurz wirksam	Ritalin®, Medikinet® sowie Generika	nach etwa 30 Minuten für 3–4 Stunden
Methylphenidat	mittellang wirksam (retardiert)	Medikinet® retard, Medikinet® adult, Ritalin® retard, Ritalin® adult, Equasym® retard	nach etwa 1 Stunde für 6–8 Stunden
Methylphenidat	lang wirksam	Concerta®, Methylphenidat HCL	10–12 Stunden
Lisdexamfetamin	lang wirksam (retardiert)	Elvanse®	12–14 Stunden
Dexamphetamin	kurz wirksam	Attentin® (wird nur auf Privatrezept verordnet)	ca. 8 Stunden

mit einer niedrigen Dosis anfängt und diese dann langsam in Rücksprache mit dem Patienten steigert, bis sich eine gute Wirkung zeigt. Es gibt Menschen, die die Medikation schnell abbauen und daher eine höhere Dosis brauchen. Andere können schon mit geringen Mengen ausreichend behandelt werden und sind schnell überdosiert. Da der behandelnde Arzt nicht weiß, wie sein Patient reagieren wird und er keinen Laborwert oder Sonstiges zu Hilfe ziehen kann, bleibt immer nur das vorsichtige Ausprobieren. Ausschlaggebend ist immer die Rückmeldung des Patienten, denn er sollte sich mit der Medikation besser fühlen.

Nebenwirkungen von Stimulanzien

Die Nebenwirkungen der Stimulanzien sind überschaubar und deutlich geringer als zum Beispiel bei Antidepressiva, vorausgesetzt, dass sie richtig dosiert werden. Folgende Nebenwirkungen können auftreten:

- ✔ Appetitstörungen für die Dauer der Medikamentenwirkung
- ✔ Kopfschmerzen (dagegen hilft ausreichende Flüssigkeitsaufnahme)
- ✔ erhöhter Puls
- ✔ Bauchschmerzen
- ✔ Schlafstörungen
- ✔ kalte Hände und Füße
- ✔ leicht erhöhter Blutdruck
- ✔ schneller Herzschlag

Stimulanzien sollten nicht zu spät am Tag eingenommen werden, weil sie sonst Schlafstörungen verursachen können. Bei Überdosierung kann es zu Wutanfällen, depressiver Verstimmung und Apathie kommen. Es können Psychosen ausgelöst werden, insbesondere wenn früher schon Psychosen aufgetreten sind. Die Stimulanzien können aber trotzdem vorsichtig eingesetzt werden, wenn eine Psychose schon länger zurückliegt. Vor der Medikation sollte mit einem EKG immer eine Herzerkrankung ausgeschlossen werden, wenn es Anhaltspunkte dafür gibt.

Wie bei allen Psychopharmaka sollte vor Therapiebeginn der Blutdruck kontrolliert werden, ebenso die Schilddrüsen- und Leberwerte. Diese sollten auch im Verlauf der Behandlung immer mal wieder kontrolliert werden. Vorsichtig sollte man auch bei Vorliegen eines erhöhten Augeninnendrucks oder einer Prostatavergrößerung sein. In der Schwangerschaft sollte die Medikation abgesetzt werden, weil hier keine ausreichenden Daten vorliegen. Methylphenidat kann in Ausnahmefällen in der Schwangerschaft und Stillzeit verschrieben werden. Wenn eine ausgeprägte Depression vorliegt, müssen Medikamente zur Behandlung der AD(H)S eventuell mit Antidepressiva kombiniert werden.

Weitergabe von und Reisen mit Medikamenten

Wichtig: Ein AD(H)S-Betroffener darf seine Medikamente nicht an andere Menschen weitergeben. Das wäre ein Verstoß gegen das Betäubungsmittelgesetz. Bei Reisen ins Ausland gibt es Auflagen, die man beachten muss. Außerhalb Europas bedarf es gesonderter Bescheinigungen, die oft zusätzlich vom Gesundheitsamt beglaubigt werden müssen.

Die meisten Patienten brauchen die Medikamente nicht für den Rest ihres Lebens zu nehmen. Besonders die Patienten, die schon im Jugendalter leitliniengerecht mit Medikation behandelt wurden, lernen oft, sich gut zu organisieren und ihre AD(H)S im Griff zu behalten. Wenn die Medikation hilfreich ist, empfehle ich, sie bis zum Abschluss der Berufsausbildung oder des Studiums beizubehalten. In dieser Zeit werden die höchsten Anforderungen an unser Gehirn, unser Gedächtnis und unsere Konzentration und die

Weichen für das weitere Leben gestellt. Der Abschluss und die Note entscheiden über den weiteren beruflichen Werdegang. Unser Gehirn ist plastisch und lernt immer wieder dazu. Wenn es mithilfe der Medikation gelingt, sich selbst eine bessere Selbstorganisation und eine gute Selbstkontrolle anzutrainieren, Selbstdisziplin zu erlernen und sich eine gute Struktur zu geben, dann kann in vielen Fällen später auf Medikamente verzichtet werden. Der Gesetzgeber fordert, dass die Einnahme von Stimulanzien durch etwa einmal jährlich stattfindende Auslassversuche überprüft werden sollte. Damit soll festgestellt werden, ob die weitere Einnahme noch notwendig ist.

»Wer bin ich denn nun wirklich? Die Person mit oder die ohne Medikamente?«

Das ist eine schwer zu beantwortende Frage, die mir von meinen Patienten öfter gestellt wird. Ich beantworte die Frage so: Wenn ich eine Schilddrüsenfunktionsstörung habe und die Schilddrüse zu wenig Thyroxin produziert, dann werde ich zu einer lahmen Ente, weil mir Thyroxin fehlt. Das ist aber nicht meine Persönlichkeit. Wenn mein Thyroxinspiegel normal ist, bin ich der, der ich unter gesunden Bedingungen bin. Viele Kinder erleben sich als böse, weil sie impulsiv und hyperreaktiv sind. Sie können nicht erklären, warum sie das andere Kind gehauen haben. Es ist ihnen einfach auf die Nerven gegangen, und sie haben sich nicht steuern können. Unter Medikation funktioniert ihre Handbremse, und damit können sie sich kontrollieren. Unter Medikation bin ich also die Person, die ich ohne meine AD(H)S-Probleme sein kann.

PSYCHOTHERAPIE BEI ERWACHSENEN

Eine Psychotherapie sollte nur bei einem Therapeuten gemacht werden, der etwas von AD(H)S versteht. Er wird Betroffene sonst nämlich nicht verstehen. Das Wichtigste in der Psychotherapie ist zuerst einmal, zu erreichen, dass die Betroffenen ihr Anderssein akzeptieren und sie selbst verstehen, warum in ihrem Leben so einiges schiefgelaufen ist. Wenn das gelingt, können sie sich auch anderen besser erklären und ihnen eine Gebrauchsanweisung für sich geben. Sie können erklären, warum manches für sie schwieriger ist und warum sie in bestimmten Situationen so reagieren, wie sie reagieren. Es ist hilfreich für Betroffene, erklärt zu bekommen, dass sie ein Handicap haben, von dem sie bisher keine Ahnung hatten. Trotz dieses Handicaps haben sie nicht aufgegeben, und jetzt haben sie eine Erklärung dafür gefunden. Sie sind keine Versager! Etwa 5 Prozent der Menschheit haben das auch und kämpfen mit den gleichen Schwierigkeiten.

Wenn Psychotherapie indiziert ist, lautet die Empfehlung Verhaltenstherapie. Es geht darum, dass man im Hier und Jetzt lernt, das eigene Leben besser zu organisieren und sich selbst besser zu akzeptieren.

Analytische und tiefenpsychologische Psychotherapie haben nur eine eingeschränkte Behandlungsempfehlung. AD(H)S-Betroffene haben aktuelle Probleme mit der Selbstorganisation und Selbststeuerung. Man tut ihnen keinen Gefallen, wenn man mit ihnen alte Kisten der Vergangenheit öffnet und sie dann noch ein paar Probleme mehr haben. Sie haben ein Priorisierungsproblem: Je mehr Probleme man mit ihnen anschaut, desto mehr können sie sich darin verirren und das für sie Wesentliche aus den Augen verlieren. Und wesentlich ist zuallererst einmal die Bewältigung des Alltags im Beruf und die sozialen Beziehungen.

SPORT ALS THERAPIESÄULE

Sport ist eine wichtige Therapiesäule. Es reduziert die innere Getriebenheit und Unruhe und wirkt noch dazu nachweislich antidepressiv. Sport trainiert, den inneren Schweinehund zu überwinden, und hilft beim Erlernen von Selbstdisziplin. Durch Sport kann man sozial(v)erträglich Frust und Spannung abbauen und dabei noch etwas für die Gesundheit tun.

Sport als Ergänzung zur Medikation

Meine Empfehlung: Wenn die Wirkung der AD(H)S-Medikamente nachlässt und die alten AD(H)S-Symptome wiederauftauchen, kann Sport eine große Hilfe sein.

Besonders für Kinder sind Teamsportarten zu empfehlen. In der Mannschaft trainiert man auch Fairness, Teamgeist, Anpassungsfähigkeit und nicht zuletzt zu verlieren. Auch fernöstliche Sportarten wie Judo, Taekwondo und Karate helfen enorm beim Trainieren von Kontrolle und Selbstdisziplin. Sport stärkt das Selbstbewusstsein. Man macht die Erfahrung, dass man für Erfolge trainieren muss. Es konnte auch in Studien gezeigt werden, dass Sport die kognitiven Fähigkeiten von AD(H)S-Kindern fördert, insbesondere die Aufmerksamkeits- und Gedächtnisleistung.[41]

NEUROFEEDBACK

Das ist eine Methode, bei der mithilfe von Gehirnstromableitungen (EEG) gelernt werden kann, die Gehirnaktivität willentlich zu beeinflussen. Unser Gehirn arbeitet, je nachdem in welcher Aktivität es gerade ist, auf ganz unterschiedlichen Frequenzen. Diese Frequenzen kann man messen und sie deuten auf einen unterschiedlichen Bewusstseinszustand hin (wach, aufmerksam, gestresst, entspannt etc.). Mithilfe eines EEGs kann man bewusst trainieren, zum Beispiel in einen Entspannungs- oder Aufmerksamkeitszustand zu kommen. Die Effektstärke von Neurofeedback ist gering, sodass es auch keine deutliche Empfehlung dafür gibt. Neurofeedback bei Erwachsenen wird nicht von den Krankenkassen übernommen und ist relativ teuer. Man muss mindestens mit 20 bis 30 Stunden Behandlung rechnen. Ich selbst habe nie anhaltende Erfolge gesehen und halte daher den Aufwand und die Kosten für nicht gerechtfertigt.

WEITERE THERAPIEOPTIONEN

Grundsätzlich haben auch Entspannungsverfahren positive Effekte, etwa autogenes Training, progressive Muskelrelaxation nach Jacobsen, aber auch Yoga, Meditation, Qigong oder Tai-Chi. Es hilft, solche Entspannungsübungen zu lernen und sie regelmäßig anzuwenden. Sie ersetzen aber keine Medikation.

FEHL- UND NICHTBEHANDLUNG VON AD(H)S

Häufig sehe ich AD(H)S-Betroffene, die mehrere Psychotherapien durchgemacht haben. Ich bin auch immer wieder erstaunt, dass in den Arztbriefen von psychosomatischen Kliniken die Symptome der AD(H)S zwar genau beschrieben werden, dass die Diagnose aber nicht gestellt wird. In der Medizin ist es nicht anders als im richtigen Leben: Man erkennt nur das, was man kennt. Die häufigsten früheren Fehldiagnosen bei meinen AD(H)S-Patienten sind

Burn-out, chronisches Fatigue-Syndrom, Borderline-Persönlichkeitsstörung und bipolare Störung.

Obwohl ich selbst Fachärztin für Psychotherapie bin, sehe ich die offensichtlich kritiklos breite Indikation zur Psychotherapie kritisch. Die Meinung, dass Psychotherapie nie schaden kann und sie meist irgendwie hilft, halte ich für falsch, und zwar ganz besonders im Fall der AD(H)S-Betroffenen. Wenn diese an der Hand eines Psychotherapeuten jahrelang in ihrer Kindheit nach der Ursache ihrer AD(H)S suchen, bringt sie das nicht weiter. Diese Psychotherapie ist dann ein Behandlungsfehler, wenn die notwendige Medikation unterbleibt und AD(H)S nicht erfasst wird. Ein Psychotherapeut, der sich nicht eingehend mit AD(H)S befasst hat, kann einen AD(H)S-Betroffenen nicht einmal verstehen, denn er weiß nicht, wie dieser tickt und warum er die Probleme hat, die er hat. Umso weniger wird er ihm helfen können.

Viele AD(H)S-Betroffene mit Depressionen, Zwangserkrankung, Suchterkrankung oder Angststörung haben jahrelange Psychotherapien, Klinikaufenthalte und viele Psychopharmaka hinter sich. Ihre Begleiterkrankungen werden behandelt, nicht aber die darunter liegende AD(H)S.[42]

Die angebotenen Therapien scheitern immer wieder, nichts scheint ihnen zu helfen. Sie erleben sich selbst in der Therapie noch als Versager und geben sich die Schuld, wenn sie mit ihren ganzen Therapien nicht weiterkommen. Sie sind zerknirscht und voller Scham darüber, dass sie ihre in der Therapie gemachten Erfahrungen nicht umsetzen können. Dabei ist es gerade andersherum. Es sind nicht die AD(H)Sler, die versagt haben, sondern die Ärzte und Psychotherapeuten, die AD(H)S nicht erkennen und/oder nicht behandeln. AD(H)S zu übersehen, kann einen Kunstfehler darstellen. Vor allem gehen für den Betroffenen wertvolle Behandlungsoptionen verloren.

Noch ist kein Psychotherapeut dafür verklagt worden, dass er Patienten jahrelang in ihrer Kindheit nach Ursachen für ihre AD(H)S-Symptome suchen ließ, während ihre Konzentrations- und Motivationsstörung sie weiterhin stark belastete. Trotz Psychotherapie bestehen die beruflichen Probleme, die Partnerschaftskonflikte und die Begleiterkrankungen weiter. Es ist nicht nur das Leid, das Betroffene erfahren. Es sind auch die verlorenen Lebensjahre, die nicht wiederkommen. Der Student, der sein Studium abbricht, das nächste Studium anfängt und da auch wieder versagt, hat sein Leben lang mit diesem Scheitern zu tun. Die Weichen, die dadurch in seinem Leben gestellt wurden, sind meist nur noch wenig zu verschieben, wenn in dieser wichtigen Lebensphase zehn Jahre verloren wurden. Es ist für mich schwer zu ertragen, dass noch immer manche Psychotherapeuten und Psychiater behaupten, dass es AD(H)S nicht gäbe, oder die sagen, dass sie AD(H)S nicht behandeln wollen. Das ist unterlassene Hilfeleistung. Jeden Tag erreichen mich mindestens 30 E-Mails von hilfesuchenden AD(H)S-Patienten, die verzweifelt sind, weil sie keinen Psychiater oder Psychotherapeuten finden. Es bedeutet zudem nicht nur für Patienten großes Leid, oft unendliche Frustration und vergebene Chancen, sondern auch für unsere Gesellschaft. Noch dazu sind Psychotherapien und Krankenhausaufenthalte teuer und könnten oft vermieden oder deutlich reduziert werden.

GRÜNDE UND FOLGEN DER NICHTBEHANDLUNG

AD(H)S spielt eine große Rolle für Betroffene, für unsere Gesellschaft und unser Sozialsystem. Umso unverständlicher ist es, dass trotz einer guten wissenschaftlichen Datenlage weder die Bedeutung der AD(H)S erfasst noch medizinische und soziologische Erkenntnisse umgesetzt werden. Eine unerkannte AD(H)S verursacht bedeutende Kosten für unsere Gesellschaft und unser Gesundheitssystem. Warum bleiben überhaupt so viele AD(H)S-Betroffene trotz erheblicher Probleme unerkannt, undiagnostiziert und unbehandelt? Einer der Gründe ist, dass AD(H)S immer noch stigmatisiert wird. Deshalb begeben sich Betroffene häufig nicht in Behandlung. Sie fürchten Nachteile beim Abschluss von Versicherungen und etwa bei der Verbeamtung – und das leider zu Recht. Es ist tatsächlich schwierig, mit der Diagnose AD(H)S eine Berufsunfähigkeits- oder Lebensversicherung abzuschließen oder verbeamtet zu werden. Andererseits wissen heute viele Betroffene genau, dass sie AD(H)S haben, finden aber niemanden, der es behandeln würde. Die Ursache dafür ist wiederum unfassbar banal: Stimulanzien dürfen nur auf Rezepten verordnet werden, für die erhöhte Sicherheitsvorschriften gelten. Psychiater brauchen normalerweise für die psychiatrischen Erkrankungen keine Betäubungsmittelrezepte und viele wissen nicht einmal, wo man sie bestellen muss und wie man sie ausfüllt. Die meisten Psychiater haben sowieso mehr Patienten, als sie bewältigen können, und sind an ihrem eigenen Limit. Jugendliche, die schon als Kinder diagnostiziert und behandelt wurden, finden als Erwachsene oft keine Weiterbehandlung. Das ist fatal,

Die wenigsten AD(H)S-Betroffenen werden behandelt

Mehr als neun von zehn AD(H)S-Betroffenen bekommen keine Behandlung. Das lässt sich gut berechnen, da wir aus Kohortenstudien wissen, dass mindestens 2,5 Prozent der erwachsenen Bevölkerung AD(H)S haben, hingegen aber nur 0,2 Prozent behandelt werden.[43]

weil sie dann mitten in ihrer Schullaufbahn oder Ausbildung mit ihren AD(H)S-Problemen alleingelassen werden.
Ich habe viele Studenten kurz vor der Exmatrikulation erlebt, die nach der AD(H)S-Diagnose und medikamentösen Einstellung einen guten universitären Abschluss erreichen konnten.

AUSWIRKUNG AUF DIE LEBENSERWARTUNG

Russell Barkley hat wie bereits erwähnt eine 13 Jahre verringerte Lebenserwartung für unbehandelte AD(H)S-Betroffene berechnet.[44] Depressionen, Suchtentwicklung, ungesunde Lebensweise, schlechte Ernährung, Begleiterkrankungen und Risikoverhalten spielen hier eine Rolle. Auch Unfälle und hier besonders Verkehrsunfälle haben daran einen wesentlichen Anteil. Es wäre interessant, diejenigen auf AD(H)S zu screenen, die in Flensburg ein hohes Punktekonto haben. Ich bin sicher, dass da eine große Zahl von AD(H)S-Betroffenen zu finden wäre. Geschwindigkeitsübertretungen, riskante Überholmanöver, zu dichtes Auffahren, Nötigung im Straßenverkehr, »Erziehung« anderer Verkehrsteilnehmer und rüpelhaftes Verhalten gegenüber anderen Fahrern sind Verkehrsdelikte, die dem typischen AD(H)S-Verhalten zugeordnet werden können. AD(H)Sler tragen auch seltener Helme und schnallen sich seltener an. Deswegen können unbehandelte (!) AD(H)Sler durchaus eine Gefahr für sich und andere darstellen.[45]
Der dänische Professor für psychiatrische Epidemiologie Dr. Søren Dalsgaard konnte nachweisen, dass das Risiko, im Erwachsenenalter tödlich zu verunglücken, vierfach höher ist, wenn man von AD(H)S betroffen ist. Für seine Studie wurde das Verhalten von 1,9 Millionen Menschen aus dem dänischen Nationalregister ausgewertet. Dalsgaard zeigte auch, dass sich die Unfallrate unter Medikation normalisiert und auf das Niveau der Normalbevölkerung sinkt.[46]

AD(H)Sler haben auch ein dreifach höheres Risiko für Verbrennungen. Unter Medikation zeigt sich ein Rückgang der Verletzungen um 40 Prozent. Ghriadi konnte 2020 bei AD(H)Slern unter Medikation sogar einen Rückgang von Gehirnverletzungen um 70 Prozent nachweisen.[47]

ZUSAMMENFASSUNG

- → Nicht nur für Betroffene, sondern auch für unsere Gesellschaft hat AD(H)S eine hohe Relevanz und kostet unbehandelt viel Geld. Es ist zu fordern, dass AD(H)S mehr wahrgenommen, diagnostiziert und behandelt wird.
- → AD(H)S braucht in den meisten Fällen eine medikamentöse Behandlung. Auch begleitende Stresserkrankungen gehen unter medikamentöser Therapie zurück. Ebenso steigt die Lebensqualität unter Medikation meist deutlich. Eine Verbesserung der Lebensqualität bedeutet auch eine Verbesserung der Gesundheit und eine höhere Lebenserwartung.
- → Psychoedukation, also die Aufklärung über die meist erblich bedingte AD(H)S ist wichtig, damit Betroffene ihre Besonderheiten erfassen und sich besser verstehen können.
- → Psychotherapie hilft nicht immer und kann auch schaden, wenn die AD(H)S-Symptome fehlinterpretiert werden und keine Beachtung im therapeutischen Konzept finden.
- → Stimulanzien sind sichere Medikamente mit einem geringen Nebenwirkungsspektrum.
- → Sport ist eine wichtige Therapiesäule. Bewegung hilft bei innerer Unruhe und bei der Motivationsstörung.

Teil III
Mit AD(H)S leben

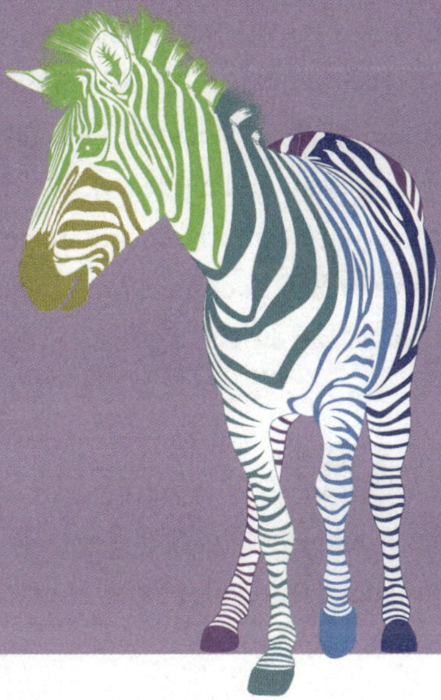

Das erwartet Sie in Teil III:

→ Sie lernen die AD(H)S-Plagegeister kennen und erfahren, wie Sie diese besser in den Griff bekommen.

→ Sie lernen eine Schritt-für-Schritt-Anleitung kennen, wie Sie mit den AD(H)S-Plagegeistern umgehen können.

Lernen Sie Ihre Plagegeister kennen

Mit AD(H)S werden Sie Ihr ganzes Leben verbringen. Die Herausforderung ist, AD(H)S zu akzeptieren und mit den Besonderheiten der AD(H)S einen guten Weg zu finden. Wir wollen uns daher im dritten Teil dieses Buches mit den Strategien beschäftigen, mit denen Sie AD(H)S gut in den Griff bekommen können. Unerkannt kann man sich die AD(H)S-Symptome wie Plagegeister vorstellen, die durchs Leben spuken und immer wieder in vielen Lebensbereichen ihr Unwesen treiben. Ich möchte Ihnen diese AD(H)S-Plagegeister nun vorstellen und Ihnen Merksätze und wertvolle Handlungsanweisungen an die Hand geben.

DIE AD(H)S-PLAGEGEISTER AUF EINEN BLICK

Die einzelnen AD(H)S-Plagegeister sind unterschiedlich aktiv. Sie können sich für einige Zeit verstecken und dann doch wieder unvermittelt ihre volle Kraft entfalten. Die gute Nachricht ist: Ihre Plagegeister haben nicht nur schlechte Seiten. Doch nur wenn Sie lernen, sie frühzeitig zu erkennen und sie unter Kontrolle zu bringen, können Sie auch von deren guten Seiten profitieren. Denn neben allem Chaos und allen Gefühlswallungen bringt Ihnen Ihre AD(H)S auch eine Menge Kreativität und Intuition.
Im Folgenden stelle ich Ihnen die gängigen AD(H)S-Plagegeister kurz vor. Später schauen wir sie uns noch einmal im Detail an und lernen, wie wir mit ihnen umgehen und sie in Schach halten können. Jeder AD(H)S-Plagegeist steht für ein Kernsymptom. Jeder

AD(H)S-Betroffene hat eine besondere Zusammenstellung seiner Plagegeister. Finden Sie heraus, welche bei Ihnen besonders aktiv sind. Vielleicht schaffen es die Plagegeister ja, dass Sie Ihre Symptome, die Sie so oft an den Rand der Verzweiflung treiben können, von nun an mit etwas mehr Humor und Liebe sehen können.

DER SCHMETTERLING UND DIE SACHE MIT DER AUFMERKSAMKEIT UND KONZENTRATION

Als Erstes haben wir da den Schmetterling. Er tänzelt, flattert, ist zeitlos, ohne Richtung, nur davon geleitet, was jetzt gerade passiert. Er verhindert, dass wir bei einer Sache bleiben und wirklich etwas durchziehen. Er verführt uns immer wieder dazu, unsere Richtung zu ändern und uns von allem ablenken zu lassen, was um uns herum los ist.

BRAINFOG UND DIE PRIORISIERUNGSPROBLEME

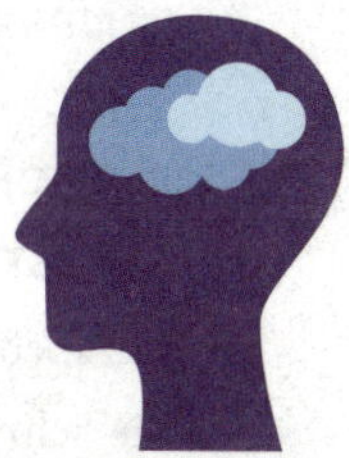

Der Schmetterling bringt oft einen Freund mit Nebelkerzen mit: Brainfog. Der schafft es, uns ordentlich das Hirn zu vernebeln, und sorgt dafür, dass wir Wesentliches nicht mehr von Unwesentlichem unterscheiden können.

DEMENTIKUS UND DIE VERGESSLICHKEIT

Eng zusammen arbeitet der Schmetterling auch mit Dementikus. Der sorgt dafür, dass wir so vieles vergessen. Gerade haben wir darüber nachgedacht – und schon ist es weg. Aus den Augen, aus dem Sinn. Dementikus verhindert, dass wir aus Erfahrungen klug werden. Darum stapfen wir immer wieder in das gleiche Fettnäpfchen. Dementikus kann unsere Erinnerungen zudem so sehr verdrehen, dass wir hinterher selbst nicht mehr so genau wissen, was gerade passiert ist und was wir gerade gesagt haben.

LETHARGO UND DIE MOTIVATIONSSTÖRUNG

Der nächste Plagegeist heißt Lethargo. Lethargo sorgt dafür, dass wir den Hintern nicht hochbekommen und wie mit Pattex festgeklebt scheinen – leider ausgerechnet immer dann, wenn wir etwas tun sollen, das uns keinen Spaß verheißt. Lethargo flüstert uns zu, dass wir uns nicht so plagen und anstrengen sollen: »Was du heute kannst besorgen, kannst du auch besorgen morgen …«

DER INNERE SCHWEINEHUND UND DIE MANGELNDE SELBSTDISZIPLIN

Auch Lethargo hat einen engen Freund, nämlich den inneren Schweinehund. Der verhindert sogar, dass wir die Sachen anpacken, die für uns wichtig sind. Er verführt uns dazu, lieber unsinnige Sachen zu machen, die kurzfristig Spaß bringen, statt die Dinge anzugehen, die getan werden müssen.

DIE SCHNECKE UND DAS MANGELNDE SELBSTWERTGEFÜHL

Ein Lieblingsgeist der unaufmerksamen AD(H)S-Betroffenen ist die Schnecke. Sie ist eigentlich zwar ganz possierlich, aber oft quälend langsam und dazu scheu und unsicher. Bei der kleinsten Unsicherheit zieht sie sich in ihr Schneckenhaus zurück und wartet ab, was passiert, statt selbst zu handeln.

CHAOTIKUS UND DAS CHAOS

Dann haben wir noch einen sehr mächtigen Poltergeist, der einem das Leben ganz schön schwer machen kann. Er heißt Chaotikus und zaubert immer wieder Dinge in unser Leben, die wir nicht bewältigt bekommen. Unter seiner Herrschaft verwandeln sich Struktur und Ord-

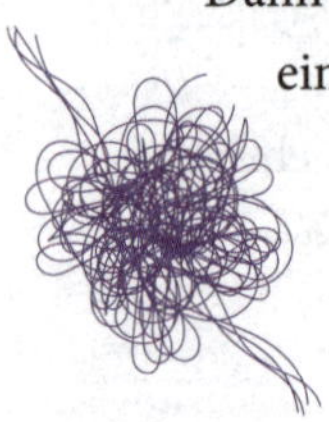

nung wie von Zauberhand in ein undurchdringliches Durcheinander. Chaotikus verhindert den Überblick und Durchblick in unserem Leben. Er versteht sich auch mächtig gut mit Brainfog.

TIMELESS UND DAS MANGELNDE ZEITGEFÜHL

Der Plagegeist Timeless vergisst die Zeit und lebt nur im Hier und Jetzt. Er verändert die Uhr und sorgt dafür, dass wir so oft zu spät kommen.

ANARCHO UND DER KRIEGER UND DER SELBST GEFÜHLTE GERECHTIGKEITSSINN

Die Plagegeister Anarcho und der Krieger wollen sich so gar nicht an Regeln halten. Anarcho hat ein sehr besonderes Verhältnis zu seiner selbst gefühlten Gerechtigkeit. Er kann es kaum ertragen, wenn er etwas ungerecht findet. Allerdings kann er in der Auslegung von Gerechtigkeit sehr kreativ sein. Der Krieger dagegen wittert in allem eine Gefahr, seine Alarmanlage ist permanent scharf gestellt.

DER KÄMPFER UND SEINE RISIKOBEREITSCHAFT

Der Kämpfer fühlt sich schnell angegriffen und ist sofort bereit, in den Krieg zu ziehen. Dabei reicht es manchmal schon, wenn er Gefahr nur ahnt. Bereits eine unbedachte Bemerkung kann er als Kriegserklärung werten. Und er kann wirklich kämpfen.

DER TERRIER UND DIE PROBLEME MIT MITMENSCHEN

Dem Kämpfer steht der Terrier zur Seite. Der beißt sich fest und lässt nicht mehr los. Er schafft es, dass wir uns so oft in Endlosdiskussionen aufreiben. Sein oberstes Ziel heißt dabei: Bloß nicht aufgeben! Das war bei der Jagd in der Steinzeit zwar durchaus wichtig; heute ist diese Eigenschaft für Mitmenschen oft nur nervenaufreibend.

HITZEBLITZ UND DIE IMPULSIVITÄT

Der Plagegeist Hitzeblitz ist ganz schnell auf die Palme zu bringen. Er kann so richtig ausrasten, wenn man ihn ärgert, und dazu braucht es nicht immer viel. Hitzeblitz trägt viele kleine Bomben mit extrem kurzer Zündschnur im Gepäck, er läuft mit einer brennenden Fackel herum und freut sich, wenn er wieder eine zünden kann.

HYSTERIKUS UND DIE AFFEKTLABILITÄT

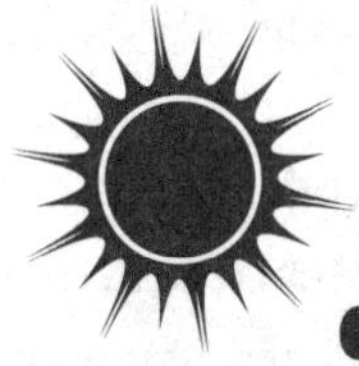

Der Gefühlsgeist Hysterikus kann sich über alles aufregen und (über)reagiert schnell emotional. Egal, ob im Guten oder im Schlechten, Hysterikus springt immer zu weit.
Die Welt ist böse, sie ist ungerecht. Hysterikus' Motto lautet: »Immer werde ich angegriffen, immer komme ich zu kurz.«
Drama-King, Drama-Queen. In Sekundenbruchteilen von himmelhochjauchzend bis zu Tode betrübt.
Wenn sich Hysterikus zudem mit Anarcho und dem Krieger zusammentut, dann wird es unangenehm. Der Krieger hat die Alarmanlage scharf gestellt: »Ich höre was, was du nicht sagst.« Anarcho mischt sich ein und stellt seinen Gerechtigkeitssinn zur Schau: »Du hast es zwar nicht gesagt, aber es ist wahnsinnig ungerecht.« Hysterikus springt sofort einen Schritt zu weit: »Das ist so furchtbar, so schrecklich, die Welt geht unter!«

MEHR, MEHR! UND DIE UNGEDULD

Zu guter Letzt haben wir noch den Plagegeist Mehr, mehr!, das nimmersatte Suchtmonster, das zugleich enorm ungeduldig ist. Er benimmt sich gerne wie ein kleines Kind, das jetzt sofort und immer alles haben möchte.

GEBRAUCHSANWEISUNG FÜR DIE AD(H)S-PLAGEGEISTER

Einen Geist, den man kennt, kann man bannen. Zwar nicht für immer, aber immer öfter! Sie müssen die Poltergeister, die im Geheimen arbeiten, genauer kennenlernen, bildlich gesprochen mit einer Taschenlampe anleuchten.
Erfolg entsteht, indem Sie die AD(H)S-Plagegeister immer öfter in ihre Grenzen verweisen, bis sie ganz kleinlaut werden und nur noch im Hintergrund ein bisschen ihr Unwesen treiben. Ihr Anspruch sollte nicht sein, dass Sie nie mehr Probleme haben. Versuchen Sie immer, herauszufinden, wie es den AD(H)S-Plagegeistern wieder gelungen ist, Sie konfus zu machen und Ihr Leben zu verwirren.

Die Tätigkeitsfelder der AD(H)S-Plagegeister

Schauen wir noch einmal, welches die wesentlichen Probleme sind, die AD(H)S erst zu einer Störung machen:

1. **Gedächtnis:** Aufmerksamkeit und Konzentration, Priorisierung, Vergesslichkeit
2. **Antrieb:** Motivationsstörung, mangelnde Selbstdisziplin, mangelndes Selbstwertgefühl
3. **Organisation:** Chaos, mangelndes Zeitgefühl
4. **Gefühle:** selbst gefühlter Gerechtigkeitssinn, Risikobereitschaft, Schwierigkeiten mit Mitmenschen, Impulsivität, Affektlabilität, Ungeduld, innere Unruhe

Das Ziel ist, dass Sie lernen, Ihre Poltergeister in gute Geister zu verwandeln. Mit Kontrolle und Achtsamkeit lassen sich aus Dämonen kreative und originelle Geister machen, die Ihr Leben bereichern und mit denen Ihnen nie langweilig wird. Hier kommt eine Schritt-für-Schritt-Anleitung, mit der Ihnen das gelingen kann.

SCHRITT 1: AKZEPTIEREN SIE SIE

Der erste Schritt ist, dass Sie Ihre AD(H)S-Plagegeister akzeptieren. Sie gehören zu Ihnen. AD(H)S ist Teil Ihrer Persönlichkeit. Aber es liegt bei Ihnen selbst, ob Sie den ungezogenen und ungestümen Plagegeistern freien Lauf und damit sich und andere unter Ihrem chaotischen Unwesen leiden lassen, oder ob Sie sie kontrollieren und sie zu guten Geistern machen, die Ihnen helfen, Ihr Leben zu bereichern.

Um Ihre persönlichen AD(H)S-Plagegeister genauer kennenzulernen, brauchen Sie eine gute Portion Humor und Gelassenheit.

SCHRITT 2: ERLERNEN SIE SELBSTKONTROLLE

Der wichtigste Schritt hin zur Akzeptanz ist das Erlernen von Kontrolle. Es geht darum, Selbstkontrolle, Selbstdisziplin und Selbstbestimmung zu lernen. Kontrolle ist ein Schlüssel für ein erfolgreiches und glückliches Leben mit AD(H)S. Sie müssen wieder Herrin oder Herr im eigenen Haus und der Dompteur ihrer AD(H)S-Plagegeister werden. Nichts fürchten AD(H)S-Plagegeister mehr als Achtsamkeit, Selbststeuerung und Disziplin. Selbstkontrolle ist daher der mächtigste Feind der AD(H)S-Plagegeister. Darum hindern sie Sie auch so hartnäckig daran, Kontrolle zu entwickeln. Die Plagegeister sind wahre Meister darin, Sie abzulenken, Sie zu bespaßen und Ihnen immer wieder neue aufregende Ziele in den Kopf zu setzen, damit Sie bloß keine Kontrolle lernen.

Durch Selbstkontrolle Dompteur der AD(H)S-Plagegeister zu werden, bedeutet gleichzeitig Chef im eigenen Leben zu werden. Wenn Ihnen das gelingt, werden Sie die Erfahrung machen, dass Sie zu ganz erstaunlichen Leistungen fähig sind. Dann kommen Sie in Kontakt mit Ihren Fähigkeiten, mit ihrem Potenzial, dass so lange verschüttet war oder nur mal für kurze Zeit aufblitzen konnte.

AD(H)S darf keine Ausrede sein

Es liegt bei Ihnen, in Ihrem Leben die Verantwortung für sich zu übernehmen. Ihr AD(H)S darf keine Ausrede dafür sein, dass bei Ihnen im Leben so viel schiefläuft. AD(H)S ist eine Herausforderung – eine Herausforderung, mehr über sich selbst, über das Leben und über AD(H)S zu lernen.

Denken Sie daran: Veränderungen passieren in vielen kleinen Schritten. Und viele kleine Schritte ergeben auch einen Weg. Stellen Sie sich das vor wie bei einer langen Treppe mit vielen Stufen. Wenn die einzelnen Treppenstufen zu hoch sind, weil der Weg möglichst kurz sein soll, kann man sie nicht nehmen. Wenn sich die Treppenstufen aber über einen längeren Weg erstrecken, kann man selbst mit kleinen Stufen kontinuierlich bergauf gehen. Wenn Sie Ihren AD(H)S-Plagegeistern immer wieder begegnen, verzweifeln Sie also nicht daran.

SCHRITT 3: HABEN SIE GEDULD

AD(H)Sler haben oft wenig Geduld. Statt der vielen kleinen Treppenstufen würden sie lieber den Aufzug nehmen. Es gibt aber keinen Aufzug. Veränderungen muss man sich erarbeiten und das gelingt in vielen kleinen Schritten. Fangen Sie an, Ihre täglichen Gewohnheiten zu ändern, und seien Sie bereit, Rückfälle hinzunehmen. Die gehören dazu. Lassen Sie sich nicht entmutigen.

Mantra für Ungeduldige

Haben Sie Geduld. Ihre AD(H)S-Plagegeister haben Sie Ihr Leben lang ungezügelt begleitet. Da braucht es etwas Zeit, sie in ihre Schranken zu weisen. Ich habe hier ein Mantra für Sie, dass Sie sich in Erinnerung rufen können, wenn Sie sich mal wieder bei Ungeduld ertappen: »*Immer öfter* schaffe ich es, meine AD(H)S-Plagegeister wahrzunehmen und sie unter Kontrolle zu bringen.«

SCHRITT 4: ÜBERNEHMEN SIE VERANTWORTUNG

Veränderung erfordert Achtsamkeit. Wir müssen lernen, genauer wahrzunehmen, aufzunehmen und zu bearbeiten, was in uns und um uns herum passiert. Die Welt um uns herum ist, wie sie ist, und sie bleibt, wie sie ist. Der Versuch, unsere Situation im Außen zu verändern, ist meist vergeblich. Für uns wird sich niemand ändern. Wir müssen akzeptieren, dass es im Leben nicht immer gerecht zugeht, das Dinge passieren, die uns nicht passen, dass es ganz und gar unmögliche Menschen gibt und Regeln, deren Sinn wir nicht einsehen können. Das ist die normale Härte des Lebens, nicht mehr und nicht weniger. AD(H)S-Betroffene akzeptieren das besonders schwer. Ganz anders sieht das in Bezug auf unsere AD(H)S-Plagegeister aus. Die sind in uns. Die können wir erziehen und verändern. Wir müssen uns dabei aber klarmachen, dass diese Geister ganz plötzlich und ohne Vorwarnung in unser Leben eingreifen. Aus einer Mücke können sie einen Elefanten machen. AD(H)S-Betroffene glauben dann an den Elefanten. Und die AD(H)S-Geister reiben sich die Hände über ihren Sieg.

Andererseits hassen AD(H)Sler nichts mehr als Langeweile und Stillstand. Die AD(H)S-Geister bewahren ihre Inhaber auch vor Ödnis und Monotonie. Sie sorgen dafür, dass Betroffene sich immer wieder neu erfinden und ihre Grenzen austesten müssen.

Das Ziel AD(H)S-Betroffener sollte sein: sich von den Widrigkeiten des Lebens nicht mehr aus der Fassung bringen zu lassen und die eigenen Gefühle besser in den Griff zu bekommen. Um AD(H)S als Chance zu nutzen und glücklicher, erfolgreicher und gesünder zu leben, müssen wir die Verantwortung für unser Handeln übernehmen. Dazu ein fast 2500 Jahre altes Sokrates-Zitat: »Das Geheimnis der Veränderung besteht darin, deine ganze Energie darauf zu konzentrieren, Neues aufzubauen, statt Altes zu bekämpfen.«

SCHRITT 5: BAUEN SIE SICH IHRE PERSÖNLICHE TOOLBOX

Im Folgenden stelle ich Ihnen die AD(H)S-Plagegeister noch einmal im Detail vor und gebe Ihnen gleichzeitig Merksätze und Anleitungen an die Hand, die Ihnen dabei helfen, dass Sie wieder die Oberhand über Ihre Plagegeister gewinnen. Sie können die Merksätze auf Zettel schreiben und an prägnante Orte in Ihrer Wohnung oder in Ihrem Haus kleben, etwa an die Wand neben Ihren Schreibtisch, an Ihren Nachtschrank oder an die Badezimmertür. Sie können Sie auch in eine Kiste legen, die von nun an Ihre physische Toolbox darstellt. Sie können sich aber auch eine virtuelle Toolbox auf dem Computer anlegen. Oder Sie legen sich ein Notizbuch an, in das Sie alles Wesentliche reinschreiben. Sie entscheiden, welches System Ihnen am meisten zusagt.

Verwendung der Toolbox

Bilder der Plagegeister: Stellen Sie sich die AD(H)S-Plagegeister möglichst bildlich vor. Reden Sie mit ihnen, etwa indem Sie ihnen sagen: »Heute kriegst du mich nicht«, »Heute zeig ich es dir«, »Ich gebe dir heute keine Macht«, »Heute erlaube ich nicht, dass du mich davon abhältst, Dinge zu tun, die gut für mich sind« oder »An alle AD(H)S-Plagegeister: Wer herumgeistert und wie lange, bestimme ich selbst«.

Achtsamkeit: Beobachten Sie, welche Plagegeister bei Ihnen besonders aktiv sind, und packen Sie sich diese in ihre Toolbox. Merksätze und Anleitungen, die Sie als hilfreich erachten, ordnen Sie dem jeweiligen AD(H)S-Plagegeist zu. Schreiben Sie die Merksätze ab, an denen Sie gerade arbeiten wollen. Platzieren Sie sie an mindestens drei Orten, die Sie täglich mehrfach besuchen, etwa Kühlschrank, Spiegel, Computer, Eingangstür oder Kaffeemaschine.

Wiederholung: Lesen Sie diese Sätze jeden Morgen durch und schauen Sie am Abend, ob Sie sie befolgt haben. Wenn es an einem Tag mal nicht so geklappt hat, versuchen Sie, herauszufinden, was Sie davon abgehalten hat. Fragen Sie sich, welcher AD(H)S-Plagegeist wieder erfolgreich war, und widmen Sie sich diesem Geist am nächsten Tag besonders aufmerksam.

Geduld: Nehmen Sie sich nicht zu viel auf einmal vor. Ein typischer AD(H)S-Fehler ist das Motto: »Entweder ganz oder gar nicht.« In anderen Worten: »Entweder alles ändern oder nichts tun.« Der Sieg geht hierbei meist an das Nichtstun. Damit ist nichts gewonnen. Seien sie realistisch und akzeptieren Sie, dass Sie Ihr Leben nur Schritt für Schritt ändern können. Denken Sie an die Treppe mit den kleinen Stufen.

Sie müssen nicht immer alle Plagegeister im Griff haben. Geister sind geschickte Verführer. Erinnern Sie sich an das Mantra: »*Immer öfter* schaffe ich es, meine AD(H)S-Plagegeister in Schach zu halten.« Sprechen Sie sich Mut zu: »Bald haben die Plagegeister keine Macht mehr. Ich werde nicht mehr zulassen, dass sie mir so vieles in meinem Leben schwer machen.« Und wenn Sie einen Geist einmal wieder nicht besiegen konnten, seien Sie nachsichtig mit sich: »Okay, jetzt hat er gesiegt. Aber ich nehme einen neuen Anlauf!«

SCHRITT 6: ETABLIEREN SIE REGELN UND ROUTINEN

AD(H)Sler und Regeln – Sie wissen es schon –, das sind keine Freunde. Wenn es Ihnen hilft, nennen Sie sie Rögeln statt Regeln. Wichtig ist, dass Sie erkennen: Regeln sind Ihre Freunde! Behandeln Sie sie daher auch wie Freunde. Regeln helfen Ihnen, Ihr Leben zu regeln. In unserem Kulturmodus kann man ohne Regeln und Plan nicht wirklich erfolgreich sein. Irgendwann, irgendwie, irgendetwas zu machen ist manchmal originell, meist aber ineffizient und kopflos. Regeln und Routinen helfen Ihnen, Ihr Potenzial zu heben. Mit Regeln können Sie mehr Kontrolle über Ihr Verhalten und Ihre Gefühle erlangen. Es ist nie zu spät, der Mensch zu werden, der man hätte sein können. Sie können das auch »Zukunfts-Ich« nennen oder »die beste Version von mir selbst«.

Sprechen Sie die Regeln und Routinen, die Sie sich geben wollen, laut aus. Immer wieder. Ehrliche Selbstgespräche helfen weiter. Selbstgespräche sind Selbstinstruktionsprogramme, mit denen Sie sich steuern können. Darum sollten Sie auch mit Ihren AD(H)S-Geistern reden.

Wenn Sie etwas verändern wollen, tun Sie das zeitnah und so konkret wie möglich. Nehmen Sie sich zum Beispiel vor: »Heute Abend, wenn ich mit der Arbeit fertig bin, werde ich eine Liste für den nächsten Tag schreiben, meine Tasche packen, mein Handy aufladen und mir schon das Frühstück für morgen hinstellen. Damit werde ich den nächsten Tag gut organisiert und schwungvoll beginnen.«

Eine einfache Übung

Sie können Regeln mit einer einfachen Übung vertiefen: Wenn Sie eine neue Regel etablieren möchten, indem Sie sie mehrfach am Tag wiederholen, bewegen Sie bei jeder Wiederholung Ihre Augen von ganz links nach ganz rechts und zurück nach ganz links, ohne den Kopf dabei zu drehen. Lassen Sie dabei Ihre Augen auf der Mittellinie ihres Blickfeldes wandern, so als wandere Ihr Blick am Horizont entlang von links nach rechts und von rechts nach links. Machen Sie das mindestens fünf Mal. Das synchronisiert Ihre beiden Gehirnhälften und kann Ihnen dabei helfen, die neue Regel besser zu verinnerlichen.

SCHRITT 7: GÖNNEN SIE SICH EINE AUSZEIT

Sie brauchen immer wieder Zeit für sich selbst – ohne Handy oder andere Ablenkung. Zeit für sich selbst hilft Ihnen, den Scheinwerfer nach innen zu richten und sich selbst wahrzunehmen. Zeit für sich selbst hilft Ihnen auch, mehr über Ihr Inneres zu erfahren. Die neuesten Nachrichten in sozialen Netzwerken sind meist weder dringend noch wichtig. Sie bedienen nur Ihre Sucht nach Action und Neuigkeiten und heizen dabei leider immer wieder Ihre FOMO an, Ihre »fear of missing out«, also die Angst, etwas zu verpassen. Soziale Netzwerke sind das Hamsterrad der Belanglosigkeit. Indem Sie beständig neue Statusmeldungen posten oder die von anderen Menschen konsumieren, kommen Sie sich nicht näher. Näher kommen Sie sich, indem Sie sich Ruhe und Zeit gönnen und einfach mal nichts tun und in sich hineinhören. Stellen Sie sich dabei einfach vor, dass Sie den Blick nach innen richten, statt Ihren Radar zu bedienen, der alle äußeren Reize wahrnimmt. Der Blick und die Zentrierung auf sich selbst hilft Ihnen, sich selbst besser wahrzunehmen. Stellen Sie sich dabei auch die Fragen: Was denke ich? Was fühle ich? Was will ich in diesem Moment?

Auch wenn das für AD(H)S-Betroffene mit ihrer geradezu panischen Angst vor Ruhe, Langeweile und Ereignislosigkeit schwierig zu sein scheint, lassen Sie die Ruhe auf sich wirken und lauschen Sie Ihrem Inneren. Gehen Sie das Abenteuer ein! Im Zustand der ungerichteten Aufmerksamkeit nehmen wir unsere seelische Verfassung wahr, da können wir unsere Gefühle und unsere wahren Wünsche und Bedürfnisse aufspüren, lange bevor sie uns mithilfe der AD(H)S-Plagegeister überwältigen.

Es ist auch wichtig, Gedanken einfach herumwandern zu lassen. Lassen Sie ihnen freien Lauf und beobachten Sie einfach, wo es Sie hinführt. Sie werden sich wundern, wie dann auf einmal richtig gute Ideen entstehen oder Ihnen etwas Wichtiges einfällt. Das erfordert allerdings etwas Übung, denn in unserer hektischen Zeit haben wir dafür keinen Platz reserviert. Schon zwei Minuten können lang sein, wenn Sie versuchen, einfach mal nichts zu tun und in sich hineinzuhören. Das ist ein Zustand, in dem in unserem Gehirn der Ruhemodus aktiviert wird. Der ist ein wichtiger Gegenspieler zu unserem Aktivitätsmodus und hilft uns, unsere innere Balance wiederzufinden. Dank Smartphones und Social Media erlauben sich immer weniger Menschen, in diesen kreativen Modus zu kommen. Wir lassen uns von außen triggern und bespaßen, statt uns selbst wahrzunehmen und zu uns selbst zu finden.

Toolbox für Veränderungen

Hier kommen die ersten Merkzettel für Ihre Toolbox.

- ✔ Ich hänge meine Regeln an einem gut sichtbaren Ort auf und wiederhole sie dreimal am Tag laut. Ich überprüfe morgens und abends, ob ich meine Regeln eingehalten habe.
- ✔ Einen Geist, den man kennt, kann man in den Griff bekommen.
- ✔ Regeln regeln das Leben.
- ✔ Ich mache mir ein eigenes Bild von meinen AD(H)S-Plagegeistern und rede mit ihnen, wenn sie auftauchen. Ich weiß, dass sie unberechenbare und geschickte Verführer sind.
- ✔ Selbstkontrolle und Selbststeuerung sind wichtig für mich, um aus meinem AD(H)S etwas Gutes machen zu können.

Wir werden uns nun die AD(H)S-Plagegeister näher anschauen.

ZUSAMMENFASSUNG

- → **Akzeptieren sie, dass Sie AD(H)S haben, und finden Sie einen guten Weg damit.**
- → **Erlernen Sie Selbstkontrolltechniken und üben Sie gute Routinen und Gewohnheiten.**
- → **Übernehmen Sie die Verantwortung für ihr AD(H)S und haben Sie Geduld mit sich.**
- → **Nehmen Sie sich Auszeiten, indem Sie sich selbst wahrnehmen oder einfach einmal gar nichts tun.**

Halten Sie Ihre AD(H)S-Plagegeister in Schach

Je besser Sie Ihre Plagegeister kennen, desto eher können Sie sie im Alltag erkennen und desto eher können Sie etwas gegen sie tun. Je bewusster Sie üben, sich besser zu steuern und zu kontrollieren, umso häufiger werden Sie Ihre AD(H)S-Plagegeister in den Griff bekommen und desto erfolgreicher und sozialverträglicher werden Sie. Erfolg stärkt Ihr Selbstwertgefühl und Sie werden sich viel besser damit fühlen, wenn Sie andere Menschen nicht mehr durch Ihre Impulsivität unbeabsichtigt kränken. Es ist auch ein gutes Gefühl »aufgeräumt« zu sein und den Überblick in Ihrem Leben zu haben und Vorhaben in die Tat umsetzen zu können. Motivieren Sie sich damit, dass Sie sich verändern wollen, weil Sie sich damit besser fühlen, Ihre Gefühle im Griff zu haben und Ihr Leben zu ordnen. Sie haben das Potenzial dazu, wenn die Plagegeister nicht immer wieder die Gelegenheit bekommen, ihr Unwesen in Ihrem Leben zu treiben.

DIE AD(H)S-PLAGEGEISTER IM GEDÄCHTNIS

Die AD(H)S-Geister in unserem Gedächtnis vernebeln unser Gehirn. Sie stören unsere Konzentration und unsere Aufmerksamkeit und lenken unseren Fokus so oft weg von den Dingen, die wir eigentlich erledigen wollen, hin zu unsinnigen und kurzzeitig Spaß verheißenden Dingen.

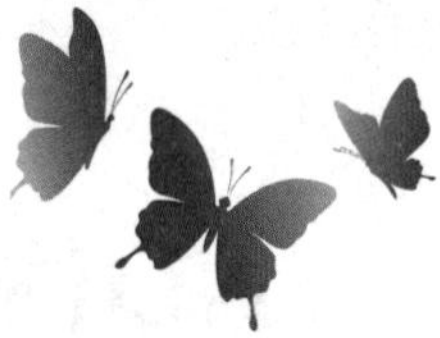

DAS BEWIRKT DER SCHMETTERLING

Der Schmetterling ist ein schmeichelnder Dämon, er fühlt sich leicht und locker an. Er ist ein geschickter Verführer, weil er unseren Geist flatterhaft macht. Er fliegt von einem zum anderen, er ändert dauernd seine Richtung. So schaut er sich die Welt von oben und von der Seite an und lässt sich vom Zufall treiben oder von neuen Reizen, die ihm unterwegs begegnen. Es ist ja angenehm, aus dem eigenen Fokus herauszugehen und dem vorbeifliegenden Vogel zuzuschauen oder das Handygespräch des Mitreisenden anzuhören. Manchmal verführt uns der Schmetterling auch dazu, mit unseren eigenen Gedanken auf Reisen zu gehen. Wir bemerken ihn erst, nachdem schon wieder so viel Zeit unwiederbringlich vergangen ist. Unsere Gedanken wandern, verlieren sich im Nebel. Der Schmetterling kommt leise, unmerklich, er verführt uns durch neue Ideen oder Gedanken, in eine Welt, die verlockender ist, als Pflichten und Aufgaben zu erledigen. Er entführt uns gerne in die Welt der sozialen Netzwerke, weil man da ja noch spannende Dinge entdecken könnte, zum Beispiel wer was heute zu Abend isst oder wer gerade auf dem Eiffelturm steht. Und wenn wir schon mal da sind, könnten wir doch auch gleich unser Profil optimieren, anstatt unsere reale Performance auszubauen.

Der Schmetterling schafft es, dass wir uns immer wieder verzetteln und unsere Ziele aus den Augen verlieren. Er wirkt so harmlos, und doch ist er ein wirkungsvoller Geist. Indem er unsere Vorhaben und Ziele so sanft und unmerklich torpediert, kostet er uns Erfolg, Selbstachtung, Würde und Respekt vor uns selbst.

Was früher wunderbar funktioniert hat, ist uns heute alles andere als dienlich. Während der Steinzeitmensch alles auf dem Radar hatte, gab es damals nur wenige Ereignisse und Reize. Heute alles auf den

Schirm zu bekommen, führt zu ständiger Ablenkung und Sprunghaftigkeit. Es bringt unseren Geist zum Wandern, Fliegen und Flattern – mit der Folge, dass wir unsere Aufgaben nicht zu Ende bekommen. Je mehr uns der Schmetterling betört und je reizoffener wir damit werden, desto mehr Eindrücke und Reize nehmen wir ungefiltert und unpriorisiert auf und desto mehr landet auf unserer Gehirnfestplatte, die so viele gleich wichtige Infos gar nicht verarbeiten kann. Das führt zu einer inneren Anspannung, Getriebenheit und oft auch zu Impulsivität. Abends im Bett schließlich rödelt dann die Gedankenwaschmaschine und versucht, das Gedankenchaos zu ordnen. Und das hindert uns dann auch noch am Einschlafen.

Aus der Praxis

Eine Patientin aus Wien hatte mir dazu eine treffende Beschreibung gegeben: »Mein Gehirn ist ein Informations- und Gefühlsschwammerl. Es saugt alles auf, und ich weiß dann nicht, was ich mit all den Infos machen soll.«

DAS HÄLT DEN SCHMETTERLING IN SCHACH

Wichtig ist, diesen AD(H)S-Plagegeist zu bemerken, wenn er uns wieder in Ablenkungen und Traumwelten entführt. Das AD(H)S-Gehirn hat oft Schwierigkeiten mit dem Lernen. Gelerntes wird nicht so gut verarbeitet und festgehalten. Das hängt oft damit zusammen, dass zu viele unwichtige Informationen um den Arbeitsspeicher konkurrieren. Es ist leider so, dass AD(H)S-Betroffene wegen ihres, relativ zur Informationsmenge, zu kleinen Arbeitsspeichers mehr wiederholen müssen. Dadurch können sie im Lernen langsamer sein. Das hat mit ihrer Intelligenz nichts zu tun. Hier ist es am besten, an einem ruhigen Ort zu arbeiten und das

Handy abzuschalten, damit es einen mit seinen ständigen Nichtigkeiten nicht ablenken kann. Auch eine aufgeräumte Umgebung ist hilfreich, weil alles um einen herum Assoziationen auslösen kann, wodurch einen der Schmetterling wieder auf Abwege bringt, und zwar dahin, wo man nicht hinwill: in Ablenkung und Trödeln.

Es geht darum, dass Sie lernen, selbst zu entscheiden, wann Sie Ihre Gedanken wandern lassen wollen und wann Sie Konzentration und Fokussierung brauchen, weil Sie wichtige Aufgaben in Ihrem Leben erledigen müssen. Es geht also darum, Gedanken wandern zu lassen, wenn Sie es wollen, und sich konzentrieren können, wenn es notwendig ist.

Aus der Praxis

Ich muss das auch immer wieder üben. Mir hilft es, wenn ich meine Störquellen reduziere, mir mein Thema vorgebe, an dem ich gerade arbeiten möchte, und mich immer wieder in der Selbstdisziplin übe, jetzt nicht auf mein Handy zu schauen, mir nicht einen neuen Kaffee zu machen oder schnell eine WhatsApp-Nachricht zu schreiben, wenn mir gerade bei meiner aktuellen Arbeit langweilig ist. Ich gebe mir ein Ziel vor, und wenn ich das erreicht habe, dann darf ich auch wieder die Dinge machen, die mehr Spaß verheißen. Sie sehen: Auch ich kämpfe immer wieder mit den AD(H)S-Plagegeistern.

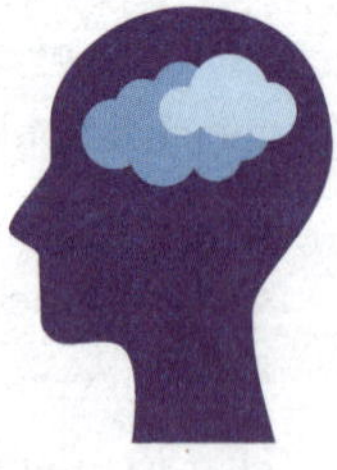

DAS BEWIRKT BRAINFOG

AD(H)S-Gehirne können schlecht unterscheiden zwischen »wichtig« und »unwichtig«. Das führt dazu, dass sich Betroffene in Nebensächlichkeiten verzetteln und ihr Ziel aus den Augen verlieren. Es fällt ihnen einfach schwer, Dinge zu priorisieren. Der AD(H)S-Betroffene erlebt meist alles gleich wichtig. Deshalb kann er sich oft auch nicht entscheiden. So steht er in einem Supermarkt vor einem großen Regal, gefüllt mit verschiedenen Päckchen Butter. Zu entscheiden, welches Päckchen er in seinen Einkaufswagen legt, kann eine Herausforderung sein. Was sind die wichtigsten Kriterien? Die billigste Butter? Die Ökobutter? Die hier vor Ort erzeugte Butter? Die mit dem Gold- oder Silberpapier oder doch lieber Pergament? Schon einfache Entscheidungen können dank des Plagegeistes Brainfog zu großen Herausforderungen werden, wenn man nicht priorisieren kann. Zusätzlich schwierig ist es für AD(H)S-Betroffene auch deshalb, weil sie noch dazu die *perfekte* Lösung suchen. Viele AD(H)Sler springen mit ihren Entscheidungen hin und her, und haben sie endlich eine Entscheidung getroffen, wollen sie doch das andere. Eigentlich wollen sich AD(H)Sler gar nicht entscheiden, sondern sie wollen alles und außerdem die perfekte Lösung. Die ist meist nicht zu haben, weshalb Frust vorprogrammiert ist.

DAS HÄLT BRAINFOG IN SCHACH

Wenn Sie das Problem mit Entscheidungen kennen, überlegen Sie sich, welches Kriterium Ihnen wirklich wichtig ist, und legen Sie sich darauf fest. Machen Sie sich klar, dass es die ideale Entscheidung nicht gibt und es sie auch nicht braucht. Wenn Sie gar nicht entscheiden können und alles gleich wichtig erscheint, werfen Sie eine Münze. Das ist besser, als in der quälenden Entscheidungslosigkeit zu bleiben. Die Entscheidung beendet die Qual der Zerrissenheit. Oft hilft es auch, darüber zu schreiben. Schreiben zwingt uns dazu, klare Sätze zu formulieren und unseren Standpunkt darzulegen. Wenn ich mir etwas von der Seele schreibe, dann kann ich von außen auf das Geschriebene schauen. Das verändert oft meine Sichtweise. Solange wir in unserem Kopf von einem Gedanken zum anderen springen und die Gedankenwaschmaschine arbeitet, kann oft keine Entscheidung getroffen werden. Damit Sie sich nicht in Nebensächlichkeiten verzetteln, hilft es, sich immer wieder zu fragen: Ist das wirklich wichtig? Woran will ich arbeiten? Was will ich? Um Priorisieren zu lernen, ist auch Mindmapping hilfreich. Mindmapping hilft Ihnen dabei, Ihre Gedanken zu strukturieren und zu sortieren. Das Internet hält hier einige (auch kostenlose) Programme bereit. Während Sie eine Mindmap erstellen, müssen Sie entscheiden: Was sind meine Hauptpunkte und welche Punkte sind nachrangig? Sie können damit lernen, auf verschiedenen Ebenen zu denken. Versuchen Sie, öfter damit zu arbeiten, wenn es um komplexe Themen geht. Sie werden besser lernen, Ihre Gedanken zu priorisieren und sie den richtigen Ebenen zuzuordnen. Hier als Beispiel meine Buchplanung: Der Hauptpunkt ist mein Buch, dann kommen die verschiedenen Themen: Leben mit AD(H)S, AD(H)S-Plagegeister, AD(H)S-Symptome, AD(H)S-Therapie etc. Auf der nächsten Ebene gibt es Untergruppen zu einzelnen Themen und dazu gibt es wieder Untergruppen. Wenn man Mindmapping öfter verwendet, bekommt man ein Gespür dafür, auf welcher Ebene man sich gerade bewegt. Zu viele Reize, also Informationen, führen zu einem Datencrash auf der Gehirnfestplatte. Es ist daher wichtig, die Reizüberflutung in Grenzen zu halten. Je mehr Ablenkung und Reize da sind, desto mehr Informationen werden von dem AD(H)S-Gehirn aufgenommen und müssen bearbeitet und verarbeitet werden. Und jeder neue Reiz schafft auch mehr Ablenkung. Aus diesem Grund ist es nicht gut, mehrere Sachen gleichzeitig zu tun oder während einer Aufgabe zusätzlich Musik zu hören oder fernzusehen. Informationsüberflutung bewirkt, dass sich chaotisches und sprunghaftes Denken noch weiter verstärken.

Beispiel für eine Mindmap

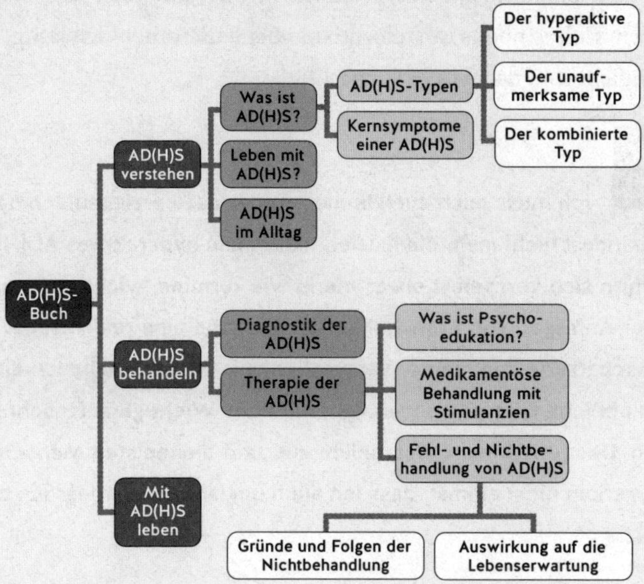

DAS BEWIRKT DEMENTIKUS

Der Dementikus ist wirklich fies, weil er uns oft dumm erscheinen lässt: Er bewirkt, dass wir die einfachsten, aber wichtigsten Sachen vergessen, etwa Termine, Aufgaben, Geburtstage oder wichtige Ereignisse. Auch er vernebelt unser Hirn und lässt uns an uns selbst zweifeln. Dementikus hat einen ganz besonderen Trick. Er spielt uns immer neue Gedanken ins Hirn und, husch!, schon ist der alte Gedanke vergessen. So erreichen wir unsere Ziele nicht und bringen Projekte nicht zu Ende, weil wir unterwegs immer wieder vergessen, was wir eigentlich gerade machen wollten. Vielleicht war es für den Steinzeitjäger sinnvoll, sofort die Antilope zu vergessen, die er nicht erlegt hatte, um gleich nach der nächsten Ausschau zu halten. Der Steinzeitjäger musste immer im Hier und Jetzt sein. In unserem Kulturmodus ist Dementikus aber außerordentlich lästig, oft peinlich. Und dabei ist er so mächtig.

Aus der Praxis

Ich muss mich auch immer wieder dazu erziehen. Ich habe zumindest nicht mehr die Illusion, dass mein hyperaktives AD(H)S-Gehirn sich von selbst etwas merkt wie Termine, wichtige Anrufe oder Anfragen von Krankenkassen. Ich habe eine realistische Einschätzung von meiner Vergesslichkeit. Deshalb habe ich eine beachtliche Disziplin entwickelt, mir alles Wichtige aufzuschreiben. Das funktioniert erstaunlich gut, und die meisten Menschen bemerken nicht einmal, dass ich auch unglaublich vergesslich bin.

Dementikus hat aber noch mehr Tricks auf Lager. Er verhindert oft auch, dass wir aus Erfahrung lernen. Weil er uns gleich das Gehirn vernebelt, können wir schiefgegangene Situationen oft nicht analysieren, um aus ihnen für die Zukunft zu lernen. Dafür machen wir dann am nächsten Tag die gleichen Fehler, und damit ernten wir oft das Unverständnis unserer Mitmenschen. Nicht selten werden wir als lernresistent und erfahrungsblind bezeichnet. Manche AD(H)S-Betroffene haben den Eindruck, dass sie das Gehirn einer Eintagsfliege haben. Man muss wirklich gute Strategien entwickeln, um Dementikus in den Griff zu bekommen.

Das AD(H)S-Gehirn arbeitet anders als das der Normalbevölkerung – nicht besser, nicht schlechter, sondern einfach anders. Eine Gebrauchsanweisung hilft, um die Genialität unseres Gehirns besser zu nutzen. Ja, es hat wirklich geniale Fähigkeiten, die sich aber nicht jedem Besitzer sofort erschließen.

Erst einmal müssen wir festhalten, dass das AD(H)S-Gehirn oft genau dann nicht funktioniert, wenn es die Betroffenen für nötig und wichtig erachten, insbesondere bei Tätigkeiten, die keinen Spaß und keine Belohnung verheißen. Dann kann das AD(H)S-Gehirn sich völlig verweigern, und selbst kleine Verpflichtungen werden zum unüberwindbaren Hindernis. Es arbeitet dagegen besonders gut, wenn etwas Spaß macht oder eine spannende Belohnung winkt. Dann kann es zur wahren Hochform auflaufen und Berge versetzen.

Eigentlich ist das AD(H)S-Gehirn ein ungestümes Wildpferd, das gerne durch die Prärie tobt und sich vom Hier und Jetzt ablenken lässt. Der Schmetterling bewirkt die Ablenkung und das Abschweifen. Dementikus tut sein Bestes, dass Pflichten und Verantwortung schnell in den Hintergrund gedrängt werden. Wir müssen unser Gehirn erziehen, um es gut nutzen zu können.

DAS HÄLT DEMENTIKUS IN SCHACH

Das AD(H)S-Gehirn arbeitet zunächst nicht auf Anweisung. Es braucht Freiheit und Freiwilligkeit, es geht gerne spazieren. Plötzlich ist da ein guter Gedanke. Damit Dementikus seinen Mantel des Vergessens nicht sofort darüber werfen kann, müssen Sie den Gedanken festhalten, und zwar nicht ab und zu, sondern immer und sofort. Wenn Sie ihn nicht festhalten, landet der Gedanke in der Fülle des Universums. Sie wissen nicht, ob er überhaupt und wann er wiederauftaucht. Schreiben Sie wichtige Gedanken daher sofort auf oder diktieren Sie sie ins Handy. Entwickeln Sie ein System, mit dem Sie Ihre guten Gedanken festhalten und weiterverarbeiten. Seien Sie darin konsequent. So entsteht Selbstdisziplin.

Wenn Ihnen zum Beispiel beim Abspülen oder im Bad einfällt, dass Tante Berta in drei Tagen Geburtstag hat, dann haben Sie ein Problem. Entweder Sie bleiben mit Ihren Gedanken bei Tante Berta, dann können Sie nichts anderes denken, oder aber Sie schweifen ab und Tante Bertas Geburtstag ist um die Ecke. Um sich doch an Tante Bertas Geburtstag zu erinnern, müssen Sie auf Hilfsmittel zurückgreifen:

- Diktieren Sie den Termin in Ihr Handy und lassen sich eine E-Mail schicken. So können Sie den Termin abends Ihrer To-do-Liste hinzufügen.
- Kleben Sie einen Klebezettel auf Ihr Handy oder einen anderen prägnanten Ort. Wichtig ist es, alle Klebezettel im Laufe des Tages am gleichen Ort anzubringen, damit keiner verloren geht. So können Sie abends alle Inhalte der Klebezettel auf Ihre To-do-Liste übertragen.

Schritt für Schritt zur erfolgreichen Gedankenernte

Schritt 1: Legen Sie auf Ihrem Tisch immer ein Blatt Papier bereit. Sie können es zum Beispiel »Gedankenernte« oder »Gedankensammlung« nennen.
Schritt 2: Schreiben Sie hier alle Ihre Gedankenblitze auf. Sie werden erstaunt sein, wie viel Sinnvolles Ihr Gehirn nebenbei zutage fördert.
Schritt 3: Arbeiten Sie Ihre To-do-Liste ab. Wenn Sie Ihre Gedanken und Einfälle ordentlich festhalten und ernten, entstehen daraus immer neue Puzzleteilchen, die, zusammengeführt und geordnet, nebenbei tolle Projekte ergeben.

Welches System Sie nehmen, ist egal. Es sollte lediglich einfach sein, und Sie müssen es immer parat haben. Am besten nutzen Sie nur ein System, damit Sie nicht durcheinanderkommen.

Gute Gewohnheiten nutzen nur so lange etwas, wie Sie diese regelmäßig anwenden. Ein typisches Phänomen bei AD(H)S-Betroffenen ist, dass mit der Zeit alle guten Regeln unmerklich wieder verschwinden können. Manchmal reicht ein Urlaub, und schon sind alle Rituale wieder von der Festplatte gelöscht, und Sie müssen sie reinstallieren.

Verzeihen Sie sich das. Seien Sie ebenso nachsichtig mit sich, wenn Sie doch wieder einmal etwas Wichtiges vergessen haben, weil Sie es sich nicht aufgeschrieben hatten. Schauen Sie lieber, warum es passiert ist, welche Regeln Sie nicht befolgt haben und wie Sie den Fehler beim nächsten Mal vermeiden können – und das so konkret wie möglich. Fehler zeigen uns nur auf, woran wir weiter an uns arbeiten müssen.

Warum Dementikus nie vollständig verschwindet

Akzeptieren Sie, dass Dementikus wirklich ein mächtiger Geist ist, den Sie nur mit Struktur und sofortigem Aufschreiben in Schach halten können. Auch wenn Sie noch so viel üben, Ihr Hirn wird ein AD(H)S-Gehirn bleiben: vergesslicher als das Gehirn anderer. Solange Sie die Strategien gegen Vergesslichkeit konsequent anwenden, ist Dementikus machtlos. Glauben Sie aber nicht, dass sich Dementikus geschlagen geben wird. Er wird immer wieder versuchen, Sie mit seiner Vergesslichkeit zu überlisten.

Dementikus bewirkt wie gesagt auch, dass Sie immer wieder Ihre Ziele aus den Augen verlieren, dass Sie angefangene Tätigkeiten nicht zu Ende bekommen und einfach etwas anderes anfangen. Sie kennen das sicher gut. Sie wollen in den Keller gehen und auf dem Weg dorthin fallen Ihnen andere Sachen ein, die Sie noch schnell nebenbei erledigen. Sie räumen noch die Schuhe von der Treppe, nehmen eine Wasserflasche mit, kommen irgendwann unten im Keller an und wissen gar nicht mehr, was Sie dort eigentlich wollten. 100 Punkte für Dementikus! Eine gute Strategie ist, dass Sie sich laut sagen, was Sie gerade tun wollen. Wenn wir etwas laut aussprechen, dann speichern wir es besser ab.
Wahrscheinlich kennen Sie auch das folgende Szenario: Sie haben eine klare Aufgabe, dazu müssen Sie etwas im Internet recherchieren. In der Fülle aller Klickmöglichkeiten verlieren Sie Ihren Kompass und landen dort, wo Sie am ehesten Spannung, Kick und Spaß erwarten. So kann für Sie das Internet zu einem monströsen Zeitvernichter werden. Eine gute Strategie hierfür ist die folgende: Bevor Sie Ihren Browser öffnen, schreiben Sie auf einen Zettel die Frage oder die Tätigkeit, die Sie erledigen wollen. Stellen Sie sich einen Timer, der Sie alle 15 Minuten daran erinnert, zu überprüfen, ob Sie immer noch dabei sind, diese Aufgabe zu erledigen. Wenn Sie wieder Ihren Fokus verloren haben, stellen Sie einfach fest: »Aha, ich habe meinen Fokus verloren, und ich muss wieder zu meiner Aufgabe zurückkehren.« Reißen Sie sich auch hier nicht den Kopf dafür ab, dass Sie sich wieder haben ablenken lassen. Identifizieren Sie Schmetterling und Dementikus und sagen Sie ihnen, dass Sie sich diesmal nicht von ihnen überlisten lassen. Überprüfen Sie einfach in 15 Minuten wieder, ob Sie noch bei der Sache sind. Kontrolle ist der gefürchtete Feind aller AD(H)S-Geister. Immer öfter werden Sie es schaffen, Ihren Fokus aufrechtzuerhalten.

Zusatztipp

Was übrigens auch hilft, ist, an Plätzen zu arbeiten, wo auch andere lernen oder arbeiten, zum Beispiel in einer Bibliothek oder einem Coworking Space. Die Erfahrung, dass andere konzentriert bei der Sache sind, kann Ihnen helfen, Ihre Arbeiten zu erledigen.

DER HYPERFOKUS, DIE SUPERKRAFT

Das AD(H)S-Gehirn hat eine ganz besondere Fähigkeit, nämlich den Hyperfokus. Wenn etwas Spaß macht oder aufregend ist, dann können sich AD(H)Sler besser konzentrieren als neurotypische Menschen. In solchen Momenten geht nichts anderes mehr. Sie schauen quasi durch ein Fernrohr und sehen nur noch den Hyperfokus. Wenn es richtig gut läuft, dann kommen sie sogar in einen Flow, und der ist wahre Kreativität. Schmetterling und Brainfog sind dann außer Kraft gesetzt. Alles, was im Fernrohr der Betroffenen erscheint, wird ganz genau wahrgenommen und hoch konzentriert verarbeitet. Die Zeit scheint wie im Flug zu vergehen. Während ihres Flows können sich AD(H)Sler total auf ihr Ziel konzentrieren und die Welt um sich herum vergessen. Das kann so weit gehen, dass sie sogar Hunger und Durst vergessen. Sie können dann Unglaubliches leisten. Ihre Familie und Freunde finden es vielleicht nicht so berauschend, wenn sie sich nicht mehr wahrgenommen fühlen, weil Sie in Ihrem Hyperfokus so von Ihrer Tätigkeit vereinnahmt sind. Leider ist dieser Flow-Zustand nicht abrufbar, sondern er passiert einfach, wenn die Aufmerksamkeit durch große Motivation und enormes Interesse gefesselt wird. Wichtig ist, diesen Flow-Zustand zu erkennen und diese Welle zu reiten. Sie sollten den Flow unbedingt nutzen. Aber bitte informieren Sie die Ihnen nahestehenden Menschen, was es damit auf sich hat und warum Sie diesen Zustand nutzen müssen. Natürlich sollten Sie trotzdem die Bedürfnisse Ihrer Mitmenschen im Blick haben und den Flow zudem zeitlich begrenzen. Sie können nicht uneingeschränktes Verständnis dafür erwarten, dass Sie sich ausschließlich nur noch mit Ihren eigenen Geistesblitzen beschäftigen.

Nehmen Sie die Plagegeister achtsam wahr

Versuchen Sie, bewusst wahrzunehmen, wann Brainfog Ihr Gehirn vernebelt, der Schmetterling mit Ihnen seine Runden dreht, Dementikus Ihnen ein Schnippchen schlägt – oder Hyperfokus und ein Flow im Anflug sind. Je besser Sie die Plagegeister kennen, je bewusster Sie sie wahrnehmen, desto mehr Möglichkeiten werden Sie entdecken, Ihr AD(H)S mit ihrer Hilfe als Chance zu nutzen.

Mit der Fähigkeit zur Hyperfokussierung kann das AD(H)S-Gehirn wie gesagt erstaunliche Leistungen erbringen. In der Routine des Alltags aber können einfache Pflichten erhebliche Schwierigkeiten bereiten. Meist sind AD(H)S-Betroffene die spontanen, kreativen Denker, dafür aber gerade nicht die Analytiker, die ausgefeilt und sorgfältig Projekte zu Ende bringen. So kann es für Sie sinnvoll sein, sich für Projekte mit den analytischen, weniger sprunghaften Menschen zusammenzutun. Salopp gesagt: Sie als AD(H)Sler erlegen die Antilope, aber die Dosenwurst können andere daraus besser machen. Beide haben dann einen wichtigen Job, aber jeder bekommt die richtige Aufgabe zugewiesen.

Ihre Toolbox für Veränderungen

Hier kommen die Merkzettel für Ihre Toolbox.

- ✔ Ich sage mir mein Ziel laut auf. Ich stelle mir einen Timer und kontrolliere alle 15 Minuten, ob ich mein Ziel noch verfolge.
- ✔ Ich akzeptiere meine Vergesslichkeit, denn sie wird nicht besser. Doch ich kann Gegenstrategien dafür entwickeln.
- ✔ Keine Zettel zu haben, heißt, sich zu verzetteln. Ich halte gute Gedanken und Einfälle schriftlich fest, schreibe To-do-Listen und arbeite diese ab.
- ✔ Ich halten immer Klebezettel und Stifte ebenso wie Handy bereit, um wichtige Gedanken festzuhalten und zu ernten.
- ✔ Ich treffe Entscheidungen, denn die perfekte Entscheidung gibt es nicht. Ich frage mich dafür, was wichtig ist. Wenn ich mich nicht entscheiden kann, werfe ich eine Münze.

DIE AD(H)S-PLAGEGEISTER IM ANTRIEB

Hier haben wir es mit den Plagegeistern zu tun, die es sich bequem machen und immer wieder unsere Motivation, unsere Selbstdisziplin und unser Selbstwertgefühl boykottieren.

DAS BEWIRKT LETHARGO

Widmen wir uns zunächst Lethargo. Er wirkt völlig harmlos, nur etwas schwerfällig und bequem. Er flüstert uns ein, dass es doch gar nicht so wichtig ist, Aufgaben gleich zu erledigen. Sein Lieblingsspruch lautet: »Was du heute kannst besorgen, kannst du auch besorgen morgen.« Damit säuselt er und lockt uns in Bequemlichkeit und Ablenkung. Natürlich haben auch Normalos ein Problem damit, in die Gänge zu kommen und unangenehme Aufgaben zu erledigen, doch AD(H)Sler sind viel schneller dazu zu verleiten, einfach nur Spaß zu haben, angenehme Dinge zu machen und die vielen Pflichten und Routinen im Leben zu vernachlässigen. Lethargo unterstützt sie dabei: »Ist doch nicht so schlimm, hat doch alles noch Zeit …« Er füllt einen AD(H)S-Betroffenen geradezu mit Blei, sodass er den ersten Schritt nicht tun kann, um seine Aufgaben zu erledigen. Lethargo ist der Meister im Erfinden von Ausreden und betörend schafft er es viel zu oft, dass AD(H)S-Betroffene entschlossen nichts tun. Lethargo hat damit eine ganz fiese Konsequenz: das schlechte Gewissen. Er schafft es, uns via Schuldgefühle unsere Würde und Selbstachtung zu rauben. Betroffene wissen sehr wohl, dass sie etwas tun müssten, schieben aber stattdessen ihre Aufgaben vor sich her und fühlen sich ziemlich schlecht damit.

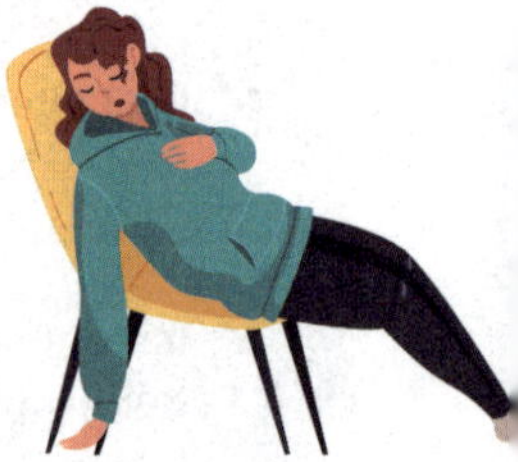

DAS BEWIRKT DER INNERE SCHWEINEHUND

Lethargo hilft dem inneren Schweinehund, der einfach bräsig und faul ist. Wenn ihm etwas abverlangt wird, verbreitet er schlechte Laune. Der innere Schweinehund will nicht gestört werden, am liebsten tut er gar nichts, außer AD(H)S-Betroffene von der Arbeit abzuhalten. Morgens ist er besonders stark, wenn es gilt, aus dem Bett zu kommen und in den Tag zu starten. Er schafft es, die AD(H)Sler dazu zu bringen, das dritte Weckerklingeln zu überhören und schon wieder zu spät zur Arbeit zu kommen. Zusammen mit der Schnecke schaffen es Lethargo und der innere Schweinehund, Erfolg und Selbstwertgefühl von AD(H)S-Betroffene zu schreddern. Sie erinnern sich: Um glücklich und zufrieden zu sein und um ein gutes Selbstwertgefühl zu entwickeln, brauchen wir nicht nur eine schöne Kindheit mit Eltern, die uns das Leben erklären, uns lieben, Grenzen setzen und uns etwas abverlangen. Wir brauchen auch Erfolg, und den müssen wir uns selbst erarbeiten. Wenn wir uns etwas vornehmen und unser Vorhaben erfolgreich auf die Straße bringen, dann haben wir einen Punkt auf unser Erfolgskonto eingezahlt. Erfolg macht glücklich, und viele Erfolgspunkte machen ein gutes Selbstwertgefühl. Nur das Selbstwertgefühl, das wir uns selbst erarbeiten, wird stabil und sicher. Das können uns unsere Eltern weder mitgeben noch abnehmen.

Wenn wir uns etwas vornehmen und wir schaffen es nicht, weil wir gar nicht anfangen oder die Arbeit unvollständig und oberflächlich erledigen, weil wir uns wieder haben ablenken lassen, dann erschaffen wir unsere eigenen Misserfolge. Das Scheitern führt zu Schuldgefühlen, schlechtem Gewissen, Kritik durch andere und Unsicherheit. Der Erfolg bleibt aus. Mehr noch: Auf unserem Erfolgskonto wird ein Minuspunkt geschaffen. Zu viele Minuspunkte machen unglücklich und verursachen Depressionen und Angststörungen.

Erfolg vs. Misserfolg

Erfolg ist eines der besten Antidepressiva, und das völlig nebenwirkungsfrei und gänzlich ohne Chemie.
Zu viele Niederlagen und Misserfolge dagegen sind der Einstieg in tiefe Selbstzweifel, die wiederum gerne in Depressionen oder Angststörungen münden.

Es reicht im Leben nicht aus, dass man die Sachen erledigen kann, die Spaß machen. Wenn man Erfolg haben möchte, dann muss man sich auch quälen können, man muss Selbstdisziplin entwickeln. Und genau das verhindern unsere Plagegeister im Antrieb. Die Frage ist, wie man sie überlisten kann.

DAS HÄLT LETHARGO UND DEN INNEREN SCHWEINEHUND IN SCHACH

Zuerst muss man sie erkennen. Machen Sie sich ein Bild von Ihrem Lethargo und Ihrem inneren Schweinhund. Hören Sie sich selbst genau zu. Wenn Sie wieder nach Ausreden suchen, warum Sie Arbeiten nicht anfangen können, dann sind Lethargo und der innere Schweinehund am Werk. Wenn Sie Stunden in den sozialen Netzwerken abhängen, obwohl Sie Ihre Bachelorarbeit in drei Tagen abgeben müssten, dann sind Lethargo und der innere Schweinehund satt und zufrieden. Sie brauchen Entschlossenheit, um diesen beiden Plagegeistern etwas entgegenzusetzen. Sagen Sie sich laut: »Quatsch nicht, mach's einfach!« Wichtig ist nicht, wo Sie anfangen, sondern *dass* Sie anfangen. Wenn es eine Aufgabe ist, die Sie ungerne machen, bringen Sie sie gleich morgens hinter sich. Teilen Sie diese unangenehme Aufgabe in mehrere Schritte auf – Salamitaktik nennt man das. So setzen Sie sich erreichbare Ziele und senken das Risiko, diese kleinen Aufgaben vor sich herzuschieben. Und dann bringen Sie die Aufgabe hinter sich. Denn dann liegt sie nicht mehr vor Ihnen, und Sie können stolz auf sich sein. Ein Tag fühlt sich völlig anders an, wenn Sie gut in den Tag starten, bereits möglichst früh die anstehenden Aufgaben anpacken und abends zufrieden mit sich selbst sind, statt den ganzen Tag wichtige Aufgaben vor sich herzuschieben und abends mit sich selbst total unzufrieden zu sein. Machen Sie sich das Geschenk, erfolgreich zu sein.

Die typischen Fehler bei der Motivation

»Du musst« oder »du sollst« funktioniert bei AD(H)S nicht, nicht einmal, wenn man es zu sich selbst sagt.
Erstens haben AD(H)Sler einen inneren Trotzreflex. Anarcho ist sofort zur Stelle, wenn man einen AD(H)Sler zu etwas zwingen will, sei es auch noch so sinnvoll.
Zweitens haben AD(H)Sler ein Autoritätsproblem. Sie lassen sich nur ungerne etwas sagen und fühlen sich schnell bevormundet, sogar wenn die Anweisung von ihnen selbst kommt. Anarcho ist da unerbittlich. Wie ein kleines trotziges Kind antwortet er: »Ist mir doch egal.«
Drittens haben sie zu oft gehört, was sie alles tun sollen. Anarcho hat ihr ganzes Leben seinen Kampf gegen Fremdbestimmung geführt. Druck und Zwang beantwortet er mit Widerstand und Aussitzen.

Sie können Ihre Plagegeister überlisten, indem Sie sich vorstellen, wie gut es sich anfühlt, wenn Sie endlich die Steuererklärung hinter sich haben oder den Bachelorabschluss in der Hand halten und feiern dürfen. Stellen Sie sich vor, wie stolz Sie auf sich sein werden, wenn Sie es geschafft haben. Passen Sie aber immer auf, dass Sie Ihre Ziele nicht zu hoch hängen. Perfektionismus ist eine gute Anleitung zum Misserfolg und damit zum Unglücklichsein.
Es kann auch helfen, sich selbst eine Belohnung in Aussicht zu stellen – natürlich ohne Belohnungsvorschuss. Erst die Arbeit, dann das Vergnügen. Wenn Sie dann kleinere Aufträge erledigt haben, können Sie sich belohnen, indem Sie eine Tasse Kaffee trinken gehen oder eine Freundin anrufen. Für längere Arbeiten könnten Sie abends essen gehen, einen schönen Film schauen oder sich endlich den Pulli kaufen, den Sie sich schon lange gewünscht haben. Füh-

ren Sie sich zudem vor Augen, dass Sie sich zusätzlich mit den positiven Seiten Ihrer erledigten Aufgaben belohnen: Erleichterung, Zufriedenheit und Anerkennung.

Vorfreude ist ein guter Motivator

Es schadet nicht, dass man längere Zeit braucht, um sich manche große Belohnung zu erarbeiten. Wie heißt es so schön? Vorfreude ist die schönste Freude. Sie ist zudem ein großartiger Motivator.
Wenn Sie sich für eine größere Arbeit als Belohnung beispielsweise ein E-Bike in Aussicht stellen wollen, machen Sie ein Foto von dem E-Bike und hängen Sie es an eine Stelle, wo Sie es oft sehen. Positive Verstärkung bringt mehr als Druck und Zwang.

Der alte Satz »Was du tun musst, tue gleich, richtig und vollständig« bringt den inneren Schweinehund zum Weinen. Der ließe uns nämlich gerne mitten in unserer Aktivität einfach aufhören. Der Schmetterling würde ihm dabei helfen. Eine leere Kaffeetasse kann ich erst einmal drei Tage stehen lassen, bis sie völlig verklebt ist, um sie dann bis zur Spülmaschine zu tragen. Dann muss ich aber mehrmals an die Kaffeetasse denken und habe mir auch noch den Unmut meiner Mitbewohner zugezogen, die es wahrscheinlich nicht prickelnd finden, wenn ich meine dreckigen Sachen nicht wegräume. Ich kann also auch meinen Kaffee genießen und die Tasse sofort in die Spülmaschine räumen, wo sie hingehört. Das spart Ärger und Zeit und schafft ein gutes Gefühl. Es gibt endlose ähnliche Situationen wie die Kaffeetasse, und zwar an jedem Tag.

Allroundtalent Sport

Sport, besonders regelmäßiger Ausdauersport, hilft ebenfalls, die Faulgeister in Schach zu halten. Sport ist ein gutes Training für Selbstdisziplin. Ausdauersport kann den inneren Schweinehund unglaublich schwächen.

Aus der Praxis

Sport ist auch für mich so hilfreich. Ich muss mich allerdings dafür richtig auspowern. Hinterher fühle ich mich unheimlich gut, entspannt und mit mir zufrieden. Ausdauersport verbessert auch meine Stimmung, und ich fühle mich danach nicht mehr so gestresst. Und je öfter und regelmäßiger ich Sport mache, desto leichter fällt es mir dann auch bei anderen Tätigkeiten, in die Gänge zu kommen.

Neben der Selbstdisziplin muss man als AD(H)S-Betroffener auch Frustrationstoleranz lernen. Es gibt niemanden, dem alles gelingt. Scheitern gehört zum Leben dazu. Die Kunst des Scheiterns besteht darin, wieder aufzustehen und neuen Anlauf zu nehmen. Der innere Schweinehund ist gemein. Er blafft: »Du schaffst es nicht und kannst es sowieso nicht.« Er erinnert uns an all die verrutschten Situationen, wo wir vor ihm kapituliert haben. Lassen Sie sich nicht entmutigen! An Niederlagen können Sie so viel lernen. Versuchen Sie, zu analysieren, warum es nicht geklappt hat, und sagen Sie sich laut: »Immer öfter werde ich es jetzt schaffen!« Oder: »Ich kann das noch nicht, aber ich werde es lernen!« Das Leben ist einfach kein Ponyhof. Jeder von uns muss unangenehme Aufgaben erledigen und Neues lernen. Jeder Mensch kennt die Erfahrung des Scheiterns. Eine gute Idee ist, andere Menschen um Hilfe zu bitten oder sich von anderen kontrollieren zu lassen. Fragen Sie eine Freundin, ob sie Sie jeden Morgen zu einer bestimmten Uhrzeit anruft, um nachzufragen, ob Sie bereits aufgestanden sind. Erwischt sie Sie im Bett, dann müssen Sie ihr 10 Euro zahlen. Auf diese Weise hat Ihre Freundin auch etwas davon – und Sie werden von der Motivation unterstützt, möglichst wenig Geld zu bezahlen.

Nutzen Sie die Plastizität Ihres Gehirns

Die meisten AD(H)S-Betroffenen haben mehr Niederlagen und Misserfolge erlebt als neurotypische Menschen. Unser Gehirn ist plastisch. Es kann Erfahrungen zwar nicht auslöschen, aber es kann sie überschreiben. Es verändert sich, wenn wir selbst etwas verändern und wir neue Erfahrungen machen. Wenn Sie also viele Misserfolge hatten, dann brauchen Sie Geduld und Beharrlichkeit. Jedes Mal, wenn Sie mit Selbstdisziplin, Motivation und ihrer eigenen Anstrengung einen Erfolg hatten, haben Sie ein Stück Ihrer Erfahrungen von Scheitern überschrieben. Je mehr positive Erfahrungen Sie in Ihrem Gehirn speichern, desto leichter werden sie abrufbar.

DAS BEWIRKT DIE SCHNECKE

Besonders bei AD(H)S des unaufmerksamen Typs, also oft bei Frauen, zeigt sich der Schneckengeist. Er ist langsam und extrem vorsichtig. Bei der kleinsten Gefahr zieht er sich sofort ins Schneckenhaus zurück. Nur ganz vorsichtig streckt er seine Fühler in die Welt, und wenn die Fühler nur das Geringste ertasten, das nach Widerstand aussieht, geht es wieder ab ins Schneckenhaus. Außerdem bestimmt die Schnecke das Lebenstempo: Alles wird langsam und bedächtig gemacht. Zudem wird alles mehrfach kontrolliert, weil man selbst so unsicher ist. Es kostet viel Kraft, und Betroffene kommen nicht so richtig vom Fleck. Sie sind schnell erschöpft, verletzt und gekränkt. Das Leben außerhalb des Schneckenhauses ist oft zu grell und zu intensiv. Doch im Schneckenhaus ist es zwar gemütlich, aber man kann sich nicht so richtig entwickeln. Man kann sich nicht entfalten und nicht wachsen. Auf diese Weise bekommt man nur ein vages Bild von der Welt.

DAS HÄLT DIE SCHNECKE IN SCHACH

Der Schneckengeist ist gar nicht so einfach zu besiegen. Was er aber fürchtet, ist eine AD(H)S-Medikation, Ausdauersport und die Entwicklung von Disziplin. Manchmal ist eine Verhaltenstherapie notwendig. Die kann AD(H)S-Betroffenen Mut machen, sich immer öfter aus dem Schneckenhaus zu trauen und in die Gänge zu kommen. Sie kann auch helfen, sich selbst zu akzeptieren und ein gutes Selbstvertrauen zu entwickeln.

Wenn Sie vor Ihren Ängsten immer weglaufen, wird die Angst größer werden. Machen Sie daher jeden Tag etwas, wovor Sie Angst haben, und sei es eine auch noch so kleine Handlung. Je öfter Sie die Angst besiegen, desto kleiner wird sie. Auch hier überschreiben wir mit neuen Handlungen und neuen Erfahrungen alte Situationen, die uns Angst gemacht haben. Ein gefürchteter Feind der Schnecke ist vor allem Medikation!

Ihre Toolbox für Veränderungen

Hier kommen die Merkzettel für Ihre Toolbox.

- ✔ Ich gehe meine Aufgaben Schritt für Schritt an.
- ✔ Was ich tue, tue ich gleich, richtig und vollständig.
- ✔ Ich wende die Salamitaktik an: Schwere Aufgaben zerlege ich in verdauliche Scheibchen, die ich erledigen kann.
- ✔ Immer wenn ich einen Plagegeist auf frischer Tat ertappe, sage ich mir: »Quatsch nicht, mach es einfach! Fang an!«
- ✔ Wenn ich einen Misserfolg habe, versuche ich, ihn zu analysieren und daraus zu lernen und nehme dann einen neuen Anlauf, um mein Ziel zu schaffen.
- ✔ Ich hole mir Hilfe, wenn ich es nicht schaffe.
- ✔ Ich motiviere mich mit Fotos und Bildern, um meine Ziele zu erreichen.
- ✔ Ich handle nach dem Motto: Erst die Arbeit, dann das Vergnügen.
- ✔ Ich tue jeden Tag etwas, das mir unangenehm ist oder wovor ich Angst habe.
- ✔ Ich lasse mir keine Ausreden durchgehen, warum ich nicht mit wichtigen Arbeiten anfangen kann.
- ✔ Ich stelle mir meine Ziele vor, die ich erreichen möchte, und spüre, wie gut ich mich damit fühle, dieses Ziel erreicht zu haben.
- ✔ Ich belohne mich für erledigte Arbeiten.
- ✔ Ich mache regelmäßig Sport, um in die Gänge zu kommen.

DIE AD(H)S-PLAGEGEISTER DER SELBSTORGANISATION

Hier haben wir es mit den chaotischen Plagegeistern zu tun, die gerne alles durcheinanderbringen, sei es unsere Arbeitsweise oder unser Zeitgefühl.

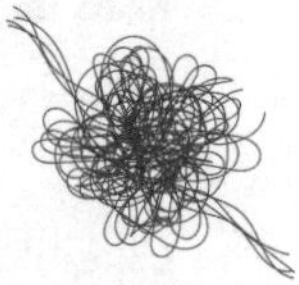

DAS BEWIRKT CHAOTIKUS

Wir haben uns schon mit dem Chaosplagegeist Chaotikus bekannt gemacht. Der schafft es, fast immer das Chaos von selbst entstehen zu lassen. Wenn wir ihm nicht täglich etwas entgegensetzen, verwandelt er unseren Lebensraum in Wühlflächen, sich auftürmende Stapel und sich immer weiter verdichtende Müllhalden. Er verhext unsere Autos in fahrende Mülleimer, füllt Handtaschen mit unwichtigem Krimskrams und lässt uns jeden Tag im Heuhaufen Schlüssel suchen, die gerade noch da waren. Chaos entsteht von selbst, Ordnung muss man schaffen. Chaotikus arbeitet unauffällig und stetig und ist damit sehr erfolgreich. Auch er hält uns vom effizienten Arbeiten ab, indem er uns in seinem Chaos versinken lässt. Der Kampf gegen das Chaos ist der Kampf gegen Chaotikus, und der ist leider ein Teil von uns selbst. Diesen lebenslangen Kampf gilt es, mit Heiterkeit und Würde zu führen.

Aus der Praxis

Leider habe ich auch mit diesem Plagegeist mehr zu tun, als mir lieb ist. Ich muss mich wirklich zwingen, eine Basisstruktur einzuhalten und auf meinem Laptop den Überblick zu behalten. Mein Computerfachmann ist immer wieder erstaunt, wie viele Anwendungsfenster mein Programm wirklich öffnen kann, und ich muss mir auch ab und zu eingestehen, dass ich all diese offenen Fenster wohl nicht auf einmal bearbeiten werde. Ganz schlimm ist

es mit meinen Fotos. Ich habe Tausende davon auf meinem Laptop und natürlich keine Zeit, sie zu bearbeiten, 90 Prozent davon zu löschen und die Dateien so zu beschriften, dass ich bestimmte Fotos auch wiederfinden kann. Ich kann keine Fotos löschen, weil es mir so schwerfällt, zu entscheiden, ob es nicht doch ein gutes Foto ist, das es verdient, der Nachwelt erhalten zu bleiben.

Chaotikus zeigt Ihnen Ihren inneren Zustand und den Ihrer Gehirnfestplatte. Der Zustand Ihres Schreibtisches, Ihres Arbeitszimmers und Ihres Kleiderschranks bildet Ihren inneren Organisationsgrad ab. Das Chaos ist Ihr Spiegel. Je chaotischer Ihre Umgebung, desto chaotischer ist auch Ihr Innenleben. Viele AD(H)S-Betroffene scheitern nur deswegen an den Kleinigkeiten des Lebens, weil sie immer wieder etwas verbummeln, vergessen oder etwas Wichtiges nicht finden. In dem eigenen Chaos geht oft der Überblick verloren, man verzettelt sich und hat die Prioritäten nicht im Blick. Es wird zu vieles angefangen und nicht fertiggestellt, denn in dem Chaos findet man sich selbst nicht mehr zurecht.

DAS HÄLT CHAOTIKUS IN SCHACH

Chaos entsteht und bleibt bestehen, wenn Chaotikus machen darf, was er will. Wir müssen uns immer wieder bewusst machen, dass Suchen negative Energie ist. Suchen beraubt uns unserer Zeit und schafft Ärger. Chaotikus können wir mit wirkungsvollen Selbstorganisationstechniken das Fürchten lehren. Mit Regeln bringen wir das AD(H)S-Chaos unter Kontrolle. Regeln an sich sind nicht spießig. Sie sind einfach notwendig. Regeln gegen Chaos ermöglichen uns, Zeit für das Schöne im Leben freizuschaufeln. Diese Regeln müssen einfach und klar sein. Dann können wir sie auch einhalten.

Ordnung ist wertvoll

Kennen Sie Gewürzstände, wie es sie häufig auf Marktplätzen etwa in Marokko gibt? Für den Besitzer ist solch ein Gewürzstand enorm wertvoll, denn in jedem Kästchen ist eine bestimme Sorte Gewürze gelagert. Die Kästchen sind beschriftet. So kann der Besitzer reine Gewürze verkaufen und seine Käufer gut beraten. Wenn er diese Gewürze zusammenschütten würde, wäre sein Bestand an Gewürzen wertlos.

Sie wollen Ordnung in Ihr Leben bringen? Dann besteht der erste Schritt darin, zu lernen, zuzuordnen, zu beschriften und alles an seinen richtigen Platz zu bringen. Arbeiten Sie Ihre Chaoshäufchen nach und nach ab. Am besten setzen Sie auch hier die Salamitaktik ein. Wenn Sie jeden Tag nur ein wenig von Ihrem Chaosberg sortieren, richtig ablegen und einordnen, dann verschaffen Sie sich damit Schritt für Schritt den Überblick und bringen Ordnung in Ihr Leben.

Kaufen Sie sich ausreichend bunte Ablagen, Aktenordner und dazu eine Beschriftungsmaschine. Letztere hat den Vorteil, dass Sie auch noch Jahre später lesen können, welcher Inhalt diese Ablage hat. Sie meinen, Sie wüssten drei Wochen später noch, wie Sie geordnet und sortiert haben? Vergessen Sie's. Ihr Hirn speichert das nicht ab.

Beschriften Sie jede Ablage mit dem entsprechenden Inhalt, zum Beispiel Krankenkasse, Rentenversicherung oder Steuererklärung. Nehmen Sie dann ein Papier von Ihrem Schreibtisch und ordnen Sie es in die entsprechenden Kästchen. Wenn Sie ein Papier nicht zuordnen können, machen Sie eine neue Aktenablage auf. Installie-

ren Sie ein rotes Kästchen ganz oben auf der Ablage und nennen Sie es: »Wichtig!« Hier kommen alle Rechnungen und Unterlagen hinein, die sie zeitnah (!) bearbeiten müssen. Machen Sie mit sich selbst einen festen Termin aus, an dem Sie dieses Kästchen einmal in der Woche abarbeiten. Und dann lassen Sie keine Ausrede zu, diesen Termin nicht wahrzunehmen. Er ist gesetzt und muss eingehalten werden. Sie wissen ja, dass das Ganze sonst Dementikus, Brainfog und dem Schmetterling zum Opfer fällt. Und dann freuen sich die Inkassofirmen, dass bei einer Rechnung der doppelte Betrag wegen Mahngebühren fällig wird. Auch eine Steuererklärung wird erheblich einfacher, wenn man Tankquittungen, Bücherbelege etc. in einem Fach mit dem Namen »Steuererklärung« sammelt und sie am Ende des Jahres nicht mehr mühsam aus einem Chaoshaufen heraussuchen muss. Noch einmal: Organisation schafft Zeit für die schönen Dinge des Lebens.
Gewöhnen Sie sich anschließend an, jedes Schriftstück gleich richtig in die Ablagen zu verteilen. Dann wissen Sie immer, wo Sie suchen müssen.

Chaotikus kann auch digital

Digital geht Chaos übrigens genauso. Gewöhnen Sie sich daher die gleiche Vorgehensweise für digitale Ordner an. Alle wichtigen Dokumente einzuscannen, ist keine schlechte Idee. Das hilft Ihnen aber nur, wenn Sie die Dokumente richtig benennen und beschriften und die Ordner zum Ablegen schon bereitstehen. Sonst herrscht auf Ihrem Laptop schnell das gleiche Chaos wie auf Ihrem Schreibtisch.

Beschriften Sie auch Schubladen und Kisten. Ihr Gehirn lernt so besser, alles an seinen Platz zu legen. Fragen Sie sich öfter: Wo kommt die Schere, der Flaschenöffner, der Locher hin? Sie lernen so, wichtige Utensilien an den richtigen Platz zu legen. Umso leichter finden Sie sie auch wieder. Bewährt hat sich zudem ein Startpunkt in der Wohnung. Das ist der Platz, an dem Sie Ihre Grundausstattung deponieren: Geldbörse, Schlüssel, Handy und gegebenenfalls Ihren Kalender oder Ihr Notizbuch. An dieser Stelle sollte auch eine Aufladestation sein, wo Sie Ihr Handy laden können. Wenn Sie eine Brille brauchen, sollte auch sie ihren Platz dort haben. Gewöhnen Sie sich an, immer alles, was Sie für den kommenden Tag brauchen, dort zu deponieren, damit Sie es nicht vergessen.
Sich aufgeräumt zu fühlen, ist ein guter Zustand. Es bedeutet nämlich, dass Sie Ordnung und einen Überblick in Ihrem Leben haben. AD(H)S-Betroffene sind Meister darin, Häufchen zu bilden: Wäschehäufchen, Müllhäufchen, Zeitschriftenhäufchen, Häufchen mit alten Erinnerungen. Gerade bei den Wäschehäufchen zeigt sich die Mehrarbeit, die das Chaos mit sich bringt. Wenn AD(H)Sler sich abends ausziehen, sortieren sie häufig nicht. Sie lassen entweder ihre Kleidung einfach fallen oder parken sie auf einem Stuhl, bis der wegen Überlastung zur Seite kippt. Statt gleich eine Entscheidung zu treffen, häufen Sie Berge von Kleidern auf, die dann allesamt gewaschen werden müssen. Die meisten anderen Menschen haben da ein besseres System. Die dreckige Wäsche werfen sie gleich in den Wäschekorb, die Wäsche, die lüften sollte, hängen sie auf den Balkon, und die saubere Wäsche räumen sie gleich wieder in den Kleiderschrank. Mit dieser Entscheidungsfähigkeit, Trennschärfe und Disziplin müssen sie am Ende nur ein Drittel der Wäsche waschen. Sie haben mehr Zeit für die schönen Sachen im Leben übrig. Dieses Verhalten ist übrigens auch umweltschonender.

»Bei mir gibt es kein Chaos!«

AD(H)Sler nehmen das Chaos oft gar nicht wahr. Ich lasse mir daher immer gerne ein Foto von der Wohnung meiner Patienten geben. Wenn sie ihre Wohnung dann auf einem Foto sehen, erschrecken sie oft selbst. Erst auf dem Foto realisieren sie ihr Chaos. Ich glaube manchmal, dass AD(H)S-Betroffene eine Art Laserscheinwerfer haben, mit dem sie genau den Quadratmillimeter finden, der aufgeräumt ist. Dann sagen sie: »Passt schon.« Dieser Laserscheinwerfer funktioniert auf dem Foto nicht.

Auch ein Grund dafür, dass AD(H)S-Betroffene nicht aufräumen können, ist, dass sie nichts wegwerfen können. Hier zeigt sich das Priorisierungsproblem. Alles ist gleich wichtig. Sie glauben wirklich, dass sie die Zeitschrift, die schon seit drei Jahren auf einem Stapel in ihrem Wohnzimmer liegt, noch lesen werden. Tun sie aber nicht! Der interessante Artikel, der sie vor sechs Monaten gelockt hatte, lässt sich jetzt in der Fülle von alten ungeordneten Zeitschriften nicht mehr finden. Bitte seien Sie da ehrlich mit sich selbst. Je mehr von dem alten Gerümpel sie wegwerfen, desto mehr Platz haben Sie für etwas Neues in ihrem Leben. Und wenn es nur mehr Raum ist, in dem Sie sich frei bewegen können.
Bei allem, was Sie gegen Chaotikus unternehmen, gilt: Haben Sie Geduld mit sich selbst. Jahrelanges Chaos kann nicht auf einmal beseitigt werden. Gleichzeitig ist Ordnung ein Geschenk, das Sie sich selbst gönnen. Im Feng-Shui gilt Gerümpel als negative Energie, und das sehe ich genauso. Je mehr Sie horten, je mehr Sie zulassen, dass Ihre Häufchen in den Himmel wachsen, desto konfuser und chaotischer werden Sie selbst. Aufräumen ist dann

eine Art Selbsttherapie, denn indem Sie aufräumen, ordnen Sie auch Ihre Gehirnfestplatte. Es ist ein gutes Gefühl, sich aufgeräumt zu fühlen.

Überlegen Sie sich öfter, was Sie Ihr Chaos kostet: all die Zeit und all den Ärger und nicht zuletzt die Selbstachtung Üben Sie also bewusst das Wegwerfen. Ein guter Tipp hierbei ist: Alles, was Sie seit einem Jahr nicht benutzt haben, ist wahrscheinlich nicht wichtig. Wenn Sie bestimmte Dinge nicht wegwerfen möchten, verschenken Sie sie. Kleidung können Sie auch in eine Kleidersammlung geben. Natürlich brauchen Sie zur Bewältigung des AD(H)S-Chaos Selbstdisziplin. Fragen Sie sich immer konkret: Wie viel Kilo Gerümpel will ich loswerden? Nehmen Sie danach bewusst wahr, wie gut es sich anfühlt, mehr Platz zu haben. Belohnen Sie sich, wenn Sie wieder ein paar Kilo Gerümpel losgeworden sind.

Listen sind ein Muss

Sie brauchen To-do-Listen und Listen für bestimmte Arbeitsabläufe, um Ihre Defizite in den Planungsfunktionen auszugleichen. Je klarer Sie Routineabläufe schriftlich in Listen festhalten, desto eher können Sie sie befolgen. Sinnvoll sind auch Urlaubslisten, Listen für Weihnachtsgeschenke, Listen für die Morgenroutine etc. Listen müssen ja nicht Mühsal bedeuten. Listen sind unser ausgelagertes Gedächtnis. Es macht wenig Sinn, ohne Einkaufsliste einkaufen zu gehen. Sie werden die Hälfte vergessen und zehn Sachen kaufen, die Sie gar nicht brauchen. Ihre Erwartungen an das eigene Gedächtnis sollten realistisch bleiben. Listen machen die Arbeitsabläufe und Anforderungen greifbarer.

Sie können auch mit einem Bullet Journal arbeiten. Das Internet gibt hierzu viele Anleitungen. Ein Bullet Journal hilft Ihnen, mehr Überblick über Ihre Aufgaben und Ihren Zeitplan zu bekommen. Am Ende sind es die guten Mini-Gewohnheiten, die Ihr Leben einfacher machen.

DAS BEWIRKT TIMELESS

Vergessen wir nicht den Plagegeist Timeless. Er ist ein ziemlich verbummelter, dauerverpeilter AD(H)S-Plagegeist. Er lässt uns Termine vergessen und sorgt dafür, dass wir immer noch schnell etwas anfangen, obwohl wir schon längst das Haus hätten verlassen müssen. Er hat auch seine Hände im Spiel, wenn wir nicht richtig einschätzen können, wann etwas gewesen ist. Er verstellt einfach unsere innere Uhr.

DAS HÄLT TIMELESS IN SCHACH

Wie Chaotikus kann auch Timeless nur mit viel Selbstdisziplin besiegt werden. Das Smartphone ist zwar selbst ein böser Zeitfresser, aber gegen Timeless können wir es wirksam einsetzen. Jeder Termin sollte im Handy einprogrammiert sein. Setzen Sie sich zudem zu jedem wichtigen Termin einen Hinweis und einen Reminder, am besten zwei – einen am Tag vor dem Ereignis und den zweiten eine Stunde vorher. Der muss deutlich hörbar sein. Aus versäumten Terminen wird der AD(H)Sler nämlich selten klug.
Sie können auch eine Smart Watch verwenden, die sie lautlos per Vibration an Termine erinnert. Oder Sie stellen Ihr Handy so ein, dass es Sie zu bestimmten Zeiten an etwas Bestimmtes erinnert, beispielsweise die Vorbereitungen für das Abendessen. Sie können die meisten Handys so einstellen, dass Sie von ihnen erinnert werden, wenn Sie an einem bestimmten Ort vorbeikommen. Suchen Sie sich

dafür einen bestimmten Ton aus, damit Sie den Ton gleich zuordnen können. Wenn das Handy dann bimmelt, wenn Sie auf dem Nachhauseweg beim Bäcker vorbeifahren, dann können Sie noch auf die Bremse treten und das versprochene Brot mitnehmen. Es sind manchmal ganz einfache Regeln, die das Leben erfolgreicher machen. Sie tun es aber nur dann, wenn man sie zuverlässig anwendet. Reden Sie sich nicht ein, dass Sie sich nächstes Mal an einen Termin erinnern. Natürlich ist das möglich, aber Sie können sich nicht darauf verlassen. Akzeptieren Sie, dass Ihr Gehirn einfach etwas verpeilter und vergesslicher ist – und das meine ich ganz liebevoll.
Wenn Sie mutig sind, machen Sie doch mal eine Zeitanalyse: Wo geht Ihre Zeit hin? Wo versenken Sie Ihre Zeit? Die Antworten können deprimierend sein, sie können aber auch erhellen. Führen Sie vorübergehend ein Zeittagebuch. Protokollieren Sie darin genau, wofür Sie Ihre Zeit aufgewendet haben. Wenn ich meine Patienten ihre Internetzeit checken lasse, ist so mancher erstaunt, was für Zeitfresser Internet und soziale Medien sind. Und das ist eine Zeit, die die meisten Menschen nicht einmal genießen. Soziale Medien haben einen Suchtcharakter. Der User hat das Gefühl, er muss immer wieder posten und die neuesten Nachrichten konsumieren, um nichts zu versäumen oder um nicht übersehen zu werden. Das ist mehr Stress als wirklicher Genuss und Lebensfreude.
AD(H)S-Betroffene tun sich zudem oft richtig schwer, ihre Zeit sinnvoll zu planen. Sie neigen dazu, viel zu viel in die zur Verfügung stehende Zeit hineinzupacken. Ihre Zeiteinteilung ist oft einfach unrealistisch, denn sie bedenken oft nicht, dass Unerwartetes passiert, ja sogar fast regelhaft eintrifft. So kommen sie in Stress, und dann können wieder die Poltergeister zuschlagen.
Sie müssen damit rechnen, dass es Verkehrsstaus gibt, Parkplätze nicht immer vor der Haustür zu finden sind, Langsamfahrer Sie am

Fortkommen hindern, andere Menschen auch unpünktlich sein können oder noch eine unerwartete Aufgabe hineingeschoben werden muss. Es ist einfach realistisch, dass nicht alles so klappt, wie man es gerne hätte. Es lässt sich so viel Stress vermeiden, wenn Sie 20 Prozent ihrer Zeit als Zeitpuffer einplanen. Und Sie brauchen noch dazu eine geplante Zeit für Regeneration und Entspannung. Viele AD(H)S-Betroffene vergessen das, hetzen von einem Termin zum anderen und wundern sich dann, dass sie abends erschöpft und schlecht gelaunt sind.

Nutzen Sie Ihren Biorhythmus

Schauen Sie, wann Sie Ihr Bio-Hoch haben. Das ist vor allem genetisch vorgegeben. Es hilft, zu wissen, zu welcher Zeit Sie besonders gut arbeiten können. In diese Zeit sollten Sie die Aufgaben planen, die besonders anspruchsvoll sind.

AD(H)S-Betroffene neigen dazu, zu schnell Ja zu sagen. Sie sagen impulsiv Ja und überprüfen nicht, ob sie die Aufgabe in dieser Zeit erledigen können und wollen. Es ist oft besser, nicht sofort zuzusagen, sondern erst einmal nachzudenken, ob Sie wirklich diese Aufgabe übernehmen wollen, ob Sie sie überhaupt übernehmen *können*. Die Enttäuschung der anderen ist größer, wenn Sie erst zusagen und dann Ihre Aufgabe nicht richtig erfüllen, als wenn Sie diese Aufgabe gleich ablehnen. Halten Sie das nächste Mal also kurz inne, wenn Sie um einen Gefallen gebeten werden, und bitten Sie ruhig um Bedenkzeit.

Ihre Toolbox für Veränderungen

Hier kommen die Merkzettel für Ihre Toolbox.

- ✔ Ordnung ordnet und verschafft mir Überblick im Leben.
- ✔ Ich schaffe mir ein Ordnungssystem und beschrifte Ordner, Schubladen etc.
- ✔ Ich lasse Dinge los, die ich nicht brauche, und werfe sie weg oder verschenke sie.
- ✔ Ich schaue genau hin, wo ich Zeitfresser in meinem Leben habe.
- ✔ Chaos entsteht von selbst, Ordnung muss man schaffen.
- ✔ Ich bestimme einen Startpunkt in der Wohnung, an dem ich wichtige Dinge wie Schlüssel oder Portemonnaie aufbewahre.
- ✔ Ich beschrifte meine Umgebung und lege alles wieder an seinen Platz.
- ✔ Ich nehme ein Schriftstück nur ein Mal in die Hand und ordne es gleich richtig zu.
- ✔ Ich stelle mir Timer und Reminder und führe To-do-Listen.
- ✔ Ich plane Zeitpuffer ein und reserviere mir Zeit für Entspannung und Lebensfreude.

DIE AD(H)S-PLAGEGEISTER DER GEFÜHLE

Anarcho und der Krieger sowie Mehr, mehr! sind unsere kindlichen Plagegeister, die alles sofort wollen und die stets ihren selbst empfundenen Gerechtigkeitssinn durchsetzen wollen.

Der Kämpfer, Hitzeblitz, Hysterikus und der Terrier können Sie schnell »out of control« bringen. Sie alle sind Kriegsgeister aus ferner Vorzeit, die sich um unser Überleben gekümmert haben, als wir es noch mit einer unwirtlichen Umgebung zu tun hatten und ständig jemand nach unserem Leben trachtete. Der Steinzeitmensch war dauerhaft wachsam, jederzeit bereit zu Flucht oder Angriff. Relaxen in der Hängematte dürfte ihm nicht bekannt gewesen sein. Leider ist das AD(H)S-Gehirn immer noch so programmiert wie in fernen Vorzeiten. Neben den vielen Vorteilen, die Reizoffenheit und emotionale Resonanz mit sich bringen, gibt es dadurch eben auch jene AD(H)S-Plagegeister, die das Leben von AD(H)S-Betroffenen immer wieder schwierig machen können.

DAS BEWIRKEN ANARCHO UND DER KRIEGER

Anarcho kämpft zusammen mit seinem Zwilling, dem Krieger, gegen alle Regeln. Insbesondere Verkehrsregeln sind für ihn verzichtbar. Anarcho bäumt sich gegen jede Form der Bevormundung und Hierarchie auf. Er will frei sein, er will alles machen, was ihm in den Sinn kommt. Autoritäten akzeptieren? Fehlanzeige. Er hinterfragt jede Regel und stellt in zermürbenden Diskussionen ihre Sinnhaftigkeit infrage. Er wird auch nicht müde, immer wieder die gleichen Diskussionen anzufangen. Jede Einmischung in seine Autonomie weist er ärgerlich zurück. Am Arbeitsplatz und in Beziehungen ist es vor allem Anarcho, der die Sozial(v)erträglichkeit des Betroffenen gefährdet.

DAS BEWIRKT DER KÄMPFER

Ich bezeichne den Kämpfer auch gerne als Mimose, die mit einer Holzkeule bewaffnet ist: Er ist extrem empfindlich, reizbar und sofort bereit, mit äußerster Kraft zu kämpfen. Überall wittert er Gefahr und ist sofort dabei, für Gerechtigkeit und Gefahrenabwehr in den Ring zu steigen, auch wenn sich am Horizont nur eine Hummel zeigt. Der Kämpfer fühlt sich ständig herausgefordert. Er gibt sich nicht geschlagen, sondern ist erst zufrieden, wenn er gesiegt hat. Er möchte auch nicht, dass sein Gegner einfach aufgibt, weil er seine Ruhe haben möchte. Er sucht den Kampf und will seine vermeintlichen Gegner niederringen, selbst dann, wenn diese gar nicht kämpfen wollen oder gar keine Gefahr darstellen. Der Kämpfer kann hartnäckig und unerbittlich sein, manchmal auch richtig fies und gemein. Nachgeben empfindet er als unaussprechliche Niederlage, und so kämpft er lieber bis zum Umfallen, statt als der vermeintlich Schwächere dazustehen. Seine Waffen sind zermürbende Endlosdiskussionen, Rechthaberei und ständige Gefechtsbereitschaft. Seine scharf gestellte Alarmanlage führt dazu, dass er auch Dinge hört, die nicht gesagt wurden.

DAS BEWIRKT HITZEBLITZ

Der Kampfgeist Hitzeblitz kann sich tierisch aufregen. Mit ihm geht so manches Mal der Gaul durch. Hitzeblitz hat eine extrem kurze Zündschnur, und so reicht es manchmal schon, dass jemand einfach nur mit einem Feuerzeug vorbeigeht, um die Bombe zu zünden. Hitzeblitz kann rotsehen, vor allem dann, wenn er Ungerechtigkeit empfindet. Er zeigt meisterhaft die Ungerechtigkeiten dieser Welt auf. Allerdings hat er zwei Gesetzbücher: eines für sich selbst und ein ganz anderes für die anderen. In seinem eigenen stehen all die Ausreden drin, warum die Gesetze gerade nicht auf ihn anwendbar sind. Hitzeblitz kann besonders gut grollen, schimpfen und sich aufregen. Er verschafft seinen Besitzern manchen Blutdruckanstieg und sorgt dafür, dass die entspannten Phasen nicht zu lange anhalten. Schließlich kann man sich über so vieles aufregen, was man so den ganzen Tag erlebt. Er flucht und schimpft auch gerne beim Autofahren. Er verleitet AD(H)S-Betroffene dazu, Menschen auf der Autobahn zu erziehen oder Schleichern auf Landstraßen auf die hintere Stoßstange aufzufahren. Er kann einen AD(H)Sler auch dazu bringen, im Stau ins Lenkrad zu beißen oder an die Decke zu gehen. Hitzeblitz heizt ein. Er schafft so manche prekäre, unglaublich peinliche Situation, an die Betroffene nicht allzu gerne erinnert werden.

DAS BEWIRKT DER TERRIER

Der Terrier ist der Gehilfe vom Kämpfer und von Hitzeblitz. Sind AD(H)S-Betroffene im Terrier-Modus, dann beißen sie sich fest und lassen erst los, wenn sie ihre Beute am Boden haben. Der Terrier ist unglaublich hartnäckig und stur. Er kann einfach nicht loslassen. Er verbeißt sich so sehr, dass er lieber sterben würde, als eine Niederlage einzustecken. Der Terrier macht seine Besitzer starrköpfig. Er ist verantwortlich, wenn AD(H)S-Betroffene vor Wut kochen oder wochenlang im Zorn vor sich hin brüten. Langfristig kann sein Groll zur Verbitterung führen. Der Terrier ist nichts anderes als der negative Hyperfokus. Was einerseits gut und kreativ sein kann, ist andererseits aber starr und verbissen.

DAS BEWIRKT HYSTERIKUS

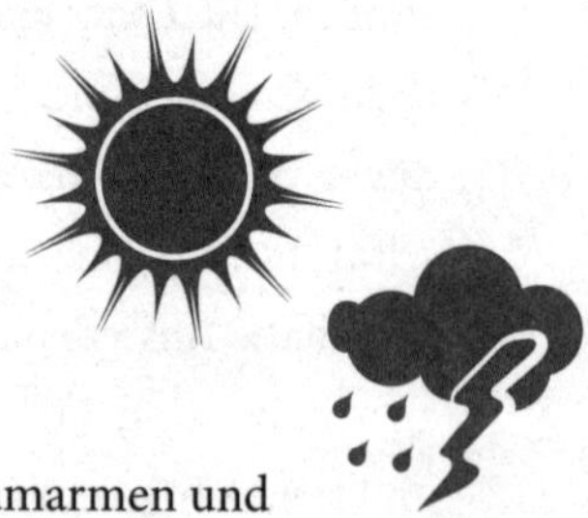

Kein eigentlicher Kampfgeist, dafür aber der beste Helfer ist Hysterikus, der wirklich zwei Seiten hat. Er kann echte Begeisterung schaffen und AD(H)S-Betroffene in große Glücksgefühle versetzen, sodass sie die Welt umarmen und küssen könnten – nur um sie dann im nächsten Moment im Sturzflug wieder in den Abgrund zu reißen. Erst himmelhochjauchzend und eine Millisekunde später zu Tode betrübt fährt er mit den Gefühlen der AD(H)S-Betroffenen Achterbahn. AD(H)Sler erwerben so einen reichen Erfahrungsschatz, sie durchschreiten wirkliche Gefühlstiefen. Das macht das Leben einerseits spannend, andererseits aber auch instabil und unendlich anstrengend. So mancher AD(H)Sler ist vor allem vom eigenen Drama erschöpft. Hysterikus überwältigt gerne: Drama-Queen und Drama-King sind seine Masche. Er macht gerne aus einer Mücke einen Elefanten. Er stellt nach einer harmlosen Bemerkung die Beziehung in einer Grundsatzdiskussion infrage.

Hysterikus kann meisterhaft Sätze verdrehen, sie aus dem Zusammenhang reißen und sich an Nebensächlichkeiten festbeißen. Er schafft auch Überempfindlichkeit und ständige Gekränktheit. Hysterikus macht seinem AD(H)Sler klar, dass er wieder gekränkt, verletzt worden und zu kurz gekommen ist. Kurz darauf schafft er es jedoch zielsicher, seinen AD(H)Sler vor Glück zum Weinen zu bringen.

DAS BEWIRKT MEHR, MEHR!

Mehr, Mehr! arbeitet ebenfalls gerne mit den Kampfgeistern zusammen. Er ist ein maßloses inneres Kind, das alles jetzt sofort und immer haben will. Mehr, Mehr! kann AD(H)S-Betroffene immer wieder in extreme Verhaltensweisen treiben. Das kann nicht zuletzt auch in suchtartiges Verhalten münden. AD(H)S-Betroffene halten nur schwer die Mitte aus. Mehr, Mehr! kennt nur ganz oder gar nicht. Schwarz oder weiß, super oder saublöd … Kaum hat der Betroffene etwas gekauft oder erreicht, schon will er das nächste. Mehr Exzess und Maßlosigkeit. Und niemals zufrieden. Mehr, Mehr! ist ein echter Beziehungskiller, denn er sucht immer Befriedigung für das Selbst, niemals das Glück für das »Wir«. Er schafft es auch, uns in eine Sucht hineinzumanövrieren, wenn wir ihm zu viel Macht geben.

DAS HÄLT DIE AD(H)S-PLAGEGEISTER DER GEFÜHLE IN SCHACH

Die AD(H)S-Plagegeister der Gefühle arbeiten Hand in Hand, weshalb die Strategien, die ich Ihnen im Folgenden vorstelle, für alle gleichermaßen gelten.

Kontrolle

Die stärkste Waffe gegen die Kampfgeister und ihre Helfer heißt: Kontrolle! Der AD(H)S-Betroffene muss eine Art Handbremse für das eigene Verhalten und die eigenen Gefühle entwickeln. Das klingt so einfach und ist doch so schwierig. Bewältigt werden kann das, indem der AD(H)S-Betroffene wirklich täglich, eigentlich immer, übt, die Kontrolle über sich selbst zu behalten.
Zunächst ein paar Gedanken zur Kontrolle: Jeder von uns ist ein kleines Licht auf der Erde, die mittlerweile von mehr als acht Milliarden Menschen bevölkert wird. Wir können als Individuum wenig ausrichten. Wir haben auch nur einen begrenzten Handlungsspielraum, um Entscheidungen zu treffen und Veränderungen herbeizuführen. Das Einzige, was wir zielsicher entscheiden, beeinflussen und ändern können, sind wir selbst. Der größte Einfluss, den wir im Leben haben, ist der auf unsere Reaktion: Wie wollen wir auf unsere Umgebung, unsere Mitmenschen und die Begebenheiten reagieren, die uns widerfahren? Jeder Mensch hat die Möglichkeit zu entscheiden, ob er sich drei Wochen ärgern möchte, weil ihm ein Rüpel den Parkplatz vor der Nase weggeschnappt hat, oder ob er mit einem Schulterzucken seinen Ärger loslassen kann, und sich sagt: »Das ist es nicht wert, mir deshalb meine Stimmung verderben zu lassen.« Ein Satz, der für AD(H)S-Betroffene anfangs schwer nachzuvollziehen ist, ist daher der folgende: »Wer mich ärgert und wie lange, bestimme ich selbst.«

Je länger ich mich ärgere, desto mehr Macht habe ich einem Menschen gegeben, den ich nicht einmal kenne. Ich habe diesem Menschen die Macht gegeben, mich aus der Fassung zu bringen, mich zu ärgern, mir den Tag zu verderben usw. Am Ende müssen noch meine Angehörigen darunter leiden, weil sie meine schlechte Laune abbekommen. Ich kann nicht verhindern, dass mir dieser Rüpel den Parkplatz weggenommen hat, aber alles, was danach mit mir passiert, das kann ich selbst entscheiden, und dafür trage ich auch selbst die Verantwortung.
Bei AD(H)S entscheiden stattdessen oft die Poltergeister wie Hitzeblitz, Kämpfer und Terrier, wie wir uns verhalten. Sie reagieren zornig, kämpferisch, manchmal auch egoman. Sie entfesseln in uns unbändige Wut oder tiefe Verzweiflung, dann wieder Verbissenheit und Sturheit. Hysterikus sorgt dafür, dass wir zu schnell von Gefühlen der Kränkung und Enttäuschung überflutet werden. Mehr, Mehr! verhindert zuverlässig, dass wir mit unserer jetzigen Situation zufrieden sind.

»Den Schuh ziehe ich mir nicht an«

Wir können nicht verhindern, dass andere Menschen uns immer mal wieder provozieren, ablehnen oder ungerecht behandeln. Wir müssen auch damit leben, dass wir nicht alles bekommen, was wir uns wünschen. Wir haben aber die Wahl, was wir mit der Kränkung, der Verletzung und dem Verzicht machen. Wenn ich mir den Schuh der Kränkung anziehe und mich tagelang schlecht fühle, nachdem mich jemand mit einem blöden Spruch kritisiert und mich respektlos behandelt hat, obwohl ich weiß, dass die Kritik

des anderen nicht stimmt, dann trage ich selbst die Verantwortung dafür!
Ich kann aber auch eine gedachte Plexiglasscheibe zwischen mir und diesem unmöglichen Menschen hochfahren. Mit einem imaginären Fensterheber, so als würde ich im Auto sitzen. Die Folge: Ich kann dann genau sehen, was der andere tut und sagt, aber die verbalen Giftpfeile kann ich an der imaginären Plexiglasscheibe abprallen lassen. Ich kann hinter der Plexiglasscheibe unverletzt mit klarem Kopf fühlen und handeln, ohne mich von den Giftpfeilen reizen oder verletzen zu lassen. Hilfreich ist dann, sich selbst beispielsweise zu sagen: »Er sieht das so, aber ich ziehe mir den Schuh nicht an. Damit entziehe ich anderen Menschen die Macht über mich. Ich kann andere nicht verändern, sondern nur meine Haltung, wie ich mit dieser Situation umgehe.«

Wenn Sie das schaffen, haben Sie diesem negativen Menschen die Macht genommen. Eigentlich sollte das jeder Mensch lernen. Für AD(H)S-Betroffene ist es aber besonders schwer, weil sie mehr im Außen leben und sich selbst so wenig wahrnehmen. Sie sind nach wie vor ganz der Jäger, ständig wachsam, um alles um sich herum wahrzunehmen. Wahrscheinlich hatte auch der Jäger wenig Zeit, um sich mit seinem inneren Gefühlsleben zu beschäftigen.
Wir versuchen viel zu oft, das Außen zu verändern, endlos zu diskutieren, uns aufzuregen, festzubeißen. Es hilft aber nichts. Wir bieten damit unseren Kampfgeistern eine Arena. Dabei sollten wir uns lieber fragen, ob der Mensch oder das Thema für uns überhaupt wichtig ist. Das geht mit Achtsamkeit und Bewusstheit. Das bedeutet, wir nehmen wahr, was gerade in diesem Moment passiert und welche Gefühle und welche Gedanken dazu in uns entstehen. Nur im Hier und Jetzt können wir in unser Leben eingreifen. Nur

über das Hier und Jetzt können wir lernen, unser Verhalten zu verändern. Wir müssen uns selbst beim Denken, Fühlen und Handeln zusehen, als würden wir einen Videofilm über die aktuelle Situation drehen. Bevor Sie Ihr Handeln, Denken und Fühlen lenken können, müssen Sie sich bewusst machen, was Sie gerade tun, denken und fühlen. Das ist Kontrolle!

Kontrolle ermöglicht, dass wir nicht mehr von unseren Gefühlen überwältigt werden, wir uns nicht mehr an Themen festbeißen und nicht unüberlegt Gefühle in die Welt schleudern. Das geht zum Beispiel so: Ich nehme wahr, dass mir gerade ein schlecht gelaunter, noch dazu unwichtiger Mensch seine negativen Gefühle an den Kopf wirft. Offensichtlich hat dieser Mensch weder Anstand noch gutes Benehmen. Ich überprüfe, ob sein Vorwurf an mich stimmt. Ich stelle fest, dass ich nichts mit seiner schlechten Laune zu tun habe, und entscheide mich dafür, ihm keine Macht über meine Befindlichkeit zu geben. Ich bleibe gelassen und rege mich nicht auf. Ich lasse mich von ihm nicht reizen und gebe ihm keine Macht über mich.

Diese Haltung macht innerlich frei, und es hilft dabei, sich selbst aus der Opferrolle zu verabschieden. Statt sich zu sagen: »Es ist unglaublich, was mir jemand ungerechterweise an den Kopf geschleudert hat«, sagt man: »Da gibt es einen schlecht gelaunten Menschen, der seiner Missstimmung freien Lauf lässt und dem ich keine Macht über mich gebe. Ich bestimme selbst, wie ich auf sein Verhalten reagiere.«

Abgrenzung

Je besser Sie sich selbst kennen und einschätzen, desto mehr Handlungsfreiheit erwerben Sie im Umgang mit Ihren Gefühlen. Die Buddhisten haben es hier etwas einfacher. Sie sehen Gefühle als

Zustände, die zum Leben gehören. Sie lernen früh, Gefühle achtsam wahrzunehmen und als einen Teil der eigenen Existenz zu begreifen. Unsere westliche Kultur versucht, unangenehmen Gefühlen auszuweichen, sie wegzudrängen oder sie mit Ablenkung zu übertönen. Widerstehen Sie diesem Drang und nehmen Sie unangenehme Gefühle erst achtsam wahr und lassen Sie sie dann los.

Gefühle sind okay

✘ Gefühle wegdrängen, ihnen ausweichen und sich selbst ablenken
✔ Gefühle achtsam wahrnehmen, beschreiben und loslassen

Gefühle, auch negative, sind an sich nichts Schlimmes. Im Gegenteil: Das achtsame Zulassen von Gefühlen nimmt uns den Schrecken davor. Das ist in der Psychotherapie eine heilende Erfahrung. Wenn Sie traurig sind und einen tiefen Schmerz spüren, etwa weil Ihr Partner Sie verlassen hat, dann wird der Schmerz besser, wenn Sie ihn achtsam wahrnehmen, ihn beschreiben und ihn akzeptieren. Wenn der Schmerz anschließend erneut auftaucht, können Sie sich immer wieder dafür entscheiden, ihn dann loszulassen.
Das Gleiche gilt natürlich auch für den Ärger: Nehmen Sie ihn achtsam wahr, beschreiben Sie ihn, akzeptieren Sie ihn und lassen Sie ihn los. Ärger zu haben heißt nicht, dass Sie ihn in die Welt schleudern und andere darunter leiden müssen.
Wer Gefühle wegdrängt, riskiert, dass sie sich aufstauen und sich irgendwann plötzlich entladen und dann »out of control« sind – oft

aufgrund einer Kleinigkeit. Für alle anderen Menschen ist das meist nicht nachvollziehbar.
Es scheint nur paradox, dass wir Gefühle besser bewältigen können, wenn wir sie achtsam zulassen und sie beschreiben. Gefühle sind wie Wellen, die kommen und gehen … und vergehen. Es hilft, sich zu sagen: »Ah, ich habe gerade das Gefühl. Ich bin nicht das Gefühl, sondern ich habe das Gefühl.«

Das Stehaufmännchen

Das Ganze lässt sich gut anhand eines Stehaufmännchens verdeutlichen. Ein Stehaufmännchen wird durch äußere Einflüsse und Ereignisse aus dem Gleichgewicht gebracht. Genauso werden auch wir immer von dem aus dem Gleichgewicht gebracht, was im Außen passiert. Je stabiler aber unser innerer Kern ist, desto schneller finden wir wieder in unser Gleichgewicht und unsere innere Mitte zurück.
Bei AD(H)S-Betroffenen zeigen sich stärkere Reizungen durch äußere Ereignisse und das Stehaufmännchen der AD(H)Sler zeigt größere Pendelbewegungen, wenn es angeschubst wird. Es ist für AD(H)Sler somit ganz besonders wichtig, einen stabilen inneren Kern zu entwickeln. Dann ist es egal, wie stark sie angeschubst werden. Mit einem stabilen inneren Kern kommen sie immer wieder schnell in ihr Gleichgewicht.
Hoffen Sie nicht darauf, dass Sie von anderen Menschen nicht mehr verletzt, geärgert, gekränkt oder ungerecht behandelt werden, sondern arbeiten Sie daran, einen stabileren inneren Kern zu entwickeln. Das kann man trainieren. Nicht die äußeren Einflüsse sind es, worauf es ankommt. Die können wir meistens gar nicht verändern. Wir können nur an unserem stabilen inneren Kern arbeiten und das auch nur mit der »Immer öfter«-Einstellung.

Wir müssen alle lernen, auch Leid, Schmerz und negative Erfahrungen anzunehmen, denn dies ist im Leben unausweichlich. Auch das Negative entsteht und vergeht. Auch das Negative ist Teil unserer Existenz. Wenn wir unangenehme Gefühle vermeiden wollen, setzen wir eine Kettenreaktion von Verstrickung und Leid in Gang. Für mich ist ein Satz des Dalai Lama immer wieder wichtig: »Leid entsteht, wenn man an etwas festhält.« Leid lässt sich verringern, wenn man es erst annimmt und dann loslässt. Gefühle anzunehmen ist die Entscheidung, den Augenblick bewusst zu ertragen. Und dann verliert sich die Gefühlswelle in der Weite des Ozeans.

Statt sich zu ärgern und aufzuregen oder tief verletzt zu sein, können Sie sich fragen, wem Sie Macht über sich gegeben haben und wie es passiert ist, dass Sie sich haben reizen lassen. Bleiben Sie bei sich! Wenn Sie heftige Gefühle entwickeln, ist das ein starkes Signal, dass Sie sich wieder haben in Aufregung versetzen lassen. Suchen Sie nicht die Schuld bei anderen, sondern schauen Sie, wie es anderen gelungen ist, Sie aus der Fassung zu bringen. Versuchen Sie den Satz anzuwenden: »Wer mich ärgert, kränkt, aufregt usw., bestimme ich selbst.« Damit trainieren Sie Ihren inneren Kern. Sie können feststellen, wie stabil Ihr innerer Kern ist, indem Sie genau schauen, wie sehr Sie sich in dieser Situation haben reizen lassen.

Das heißt natürlich nicht, dass man anderen Menschen alles erlauben und sich wehrlos ergeben sollte. Es heißt vielmehr, dass Sie die Kontrolle über Ihre eigenen Gefühle und Handlungen behalten. Natürlich sollten Sie anderen Menschen auch Grenzen setzen, aber das geht viel besser mit einem klaren Kopf und kontrollierten Handlungen als mit hochgekochten Emotionen. Gelassenheit ist dazu der Schlüssel.

Gelassenheit

Sie wollen den AD(H)S-bedingten, stürmischen emotionalen Überreaktionen etwas entgegensetzen? Gelassenheit ist ein wichtiger Gegenspieler zu den AD(H)S-Kampfgeistern. Aber Gelassenheit erfordert tägliche Übung, sonst kommen die Plagegeister zurück. Gelassenheit hilft uns, friedlicher und entspannter zu werden. Gelassenheit hat etwas mit »lassen« zu tun. Indem man etwas lässt, findet man Ruhe und Frieden, ohne kämpfen zu müssen und ohne sich von den Widrigkeiten des Lebens allzu sehr aus dem Gleichgewicht bringen zu lassen. Das heißt auch, auf Rechthaben zu verzichten. Es reicht, die eigene Meinung zu äußern und dem anderen die Gelegenheit zu geben, seine Meinung kundzutun. Sie brauchen nicht darauf pochen recht zu haben, denn das schafft wieder Anspannung, Kampf und Verstrickung – genau das, was Sie ja eigentlich vermeiden möchten. Wenn Sie mit Ihrem Gegenüber nicht einer Meinung sind, dann sagen Sie einfach: »Ich sehe es so, du siehst es anders, und das lassen wir einfach so stehen.« Sie werden erstaunt sein, wie viel friedlicher Ihre Welt wird. Es gibt natürlich Situationen, in denen es eine Lösung braucht, etwa in der Kindererziehung. Gegebenenfalls hilft es dann, einen unparteiischen Dritten hinzuziehen, um zu einer Lösung zu kommen.

Gelassenheit ist ein Geschenk, das Sie sich selbst machen. Gelassenheit bedeutet nicht, dass Sie nachgeben, sondern nur dass Sie sich nicht aufregen. Es ist ein wichtiges Tool fürs Leben, ganz besonders für AD(H)S-Betroffene.

Und wie bekommen Sie diese Gelassenheit? Durch Übung. Indem Sie immer wieder üben, Gefühle achtsam wahrzunehmen, zu beschreiben, zu akzeptieren und loszulassen, stellt sich irgendwann die Gelassenheit ein.

Alles, womit man sich beschäftigt, wächst

Es gibt einen weiteren wichtigen Lebenssatz, der übrigens den wenigsten Menschen bewusst ist: Alles, womit man sich beschäftigt, wächst. Wenn Sie sich lange mit Ihrem Ärger beschäftigen, wächst Ihr Ärger immer weiter. Wenn Sie sich mit den positiven, erfreulichen Dingen des Lebens beschäftigen, dann wachsen eben diese.

Die Kampfgeister sind oft herrisch, intolerant und unduldsam. Nur zu oft versuchen sie, uns zu überzeugen, dass wir über die alleinige Wahrheit verfügen und andere doch einfach nur begreifen müssen, dass wir recht haben. Sie verschaffen den AD(H)S-Betroffenen einen Kampf-und-Rechthaben-Reflex und vernebeln ihnen den Blick auf die Konsequenzen ihres Verhaltens. Die Kampfgeister unterscheiden nicht, welcher Kampf sich wirklich lohnt. Sie sind Krieger, sie wollen immer kämpfen. Dieses Verhalten hat einen hohen Preis, denn dadurch können Beziehungen zum Schlachtfeld werden. Zudem verderben wir uns mit dieser Kampfhaltung auch selbst die Stimmung. Diese schlechte Stimmung geht dann wiederum in Resonanz mit anderen. Es ist ein stetiger Kreislauf.

So gewinnen alle

Im Kampf- und Kriegszustand verlieren beide, weil er so viel Lebensqualität kostet. Mithilfe von Gelassenheit den eigenen Frieden zu finden, ist daher unendlich wertvoller als der Punktesieg in einem verbissenen Kampf.

Überprüfung

AD(H)S-Betroffene müssen bei jedem Ärgernis prüfen, ob nicht die Alarmanlage einen Fehlalarm gegeben und damit die Kampfgeister in Alarmbereitschaft versetzt hat. Auch wenn Sie bis jetzt geglaubt haben, dass Ihre Alarmanlage immer richtig funktioniert, hinterfragen Sie sie. Schieben Sie die Frage ein, ob es wirklich stimmt, dass Sie jemand kränken oder ärgern will. Hier kommt die Zauberfrage »Wie meinst du das?« ins Spiel. Fragen Sie Ihr Gegenüber. Geben Sie Ihren Mitmenschen eine Chance und glauben Sie nicht alles, was Sie denken. Ihre Alarmanlage ist noch aus der Steinzeit. Wir leben aber im Kulturmodus, wo es nicht dauernd um Leben oder Tod geht.

Überprüfen Sie also, ob der andere wirklich Ihr Feind ist und Sie vernichten will. Vielleicht war es nur eine unbedachte Bemerkung, also kein Grund, eine Beziehungskrise daraus zu machen. Die AD(H)S-Kampfgeister lieben das Drama. Die Überempfindlichkeit der AD(H)Sler mit ihrer scharf gestellten Alarmanlage führt häufig zu einer Fehlbewertung der aktuellen Situation, zu unnötiger Feindseligkeit und zu unangemessener Heftigkeit. Studien zeigen, dass Kränkungen, Niederlagen, Zurückweisung und Misserfolge durch AD(H)S-Betroffene viel stärker und schneller wahrgenommen werden, dass sie oft schon negativ und feindselig reagieren, wenn andere sich überhaupt nicht angesprochen fühlen.

Das gilt im Übrigen auch für Mehr, mehr!, der Ihnen einsäuselt, dass Sie Dinge ganz dringend brauchen. Einmal darüber schlafen und Zeit gewinnen – das verändert die Dringlichkeit von Bedürfnissen. Auch Bedürfnisse können Sie achtsam wahrnehmen, beschreiben, akzeptieren und loslassen. Sie sollten sich fragen, ob Sie das, was Sie gerade so brennend begehren, wirklich brauchen.

Gefühlskontrolle

Die eigenen Gefühle zu kontrollieren, kann die Plagegeister also wunderbar in Schach halten. Doch wie funktioniert das? Hier kommt eine Schritt-für-Schritt-Anleitung.

Schritt 1: Entschleunigen. Zunächst ist es wichtig zu entschleunigen. Gehen Sie runter vom Tempo, von der Heftigkeit und den spontanen Handlungen. AD(H)S-Betroffene neigen dazu, ungefiltert und spontan zu reagieren. Es fällt ihnen schwer, die Konsequenzen ihres Sprechens und Tuns im Voraus abzuschätzen. Worte können Waffen sein, sie können sehr verletzen. Sich selbst Zeit zu geben hilft dabei, die Zündschnur zu verlängern. Das kann man erreichen, indem man sich erst einmal eine Auszeit nimmt oder bis zwanzig zählt. So gewinnen Sie Zeit und können sich einen Überblick verschaffen, um anschließend die Situation, die Gedanken und die Gefühle zu sortieren. Prägen Sie sich dafür das Bild der Handbremse ein und sagen Sie sich bewusst: »Stopp!«

Im Zweifelsfall ist es immer erst einmal sinnvoll, den Mund zu halten. Impulsives Reagieren zerschlägt leicht Porzellan. Es ist nicht verkehrt, über Wichtiges eine Nacht zu schlafen. Während die Zeit vergeht, kühlt vieles von selbst ab.

Schritt 2: Nachdenken. Der nächste Schritt ist, das eigene Hirn dazuzuschalten, wie eine Art »Pressestelle«, die entscheidet, welche Informationen und Gefühle herausgegeben werden. Einmal aktiviert, suggerieren Hitzeblitz und der Kämpfer Gefahr. Ihr Gehirn geht in den Kampfmodus. In Schritt 1 sind Sie aus dem Kampfmodus herausgetreten. Mit der gewonnenen Zeit können Sie nun Ihre Gefahrenwahrnehmung korrigieren. Dazu betrachten Sie sich am besten einmal von außen.

Nicht vergessen: Sie sind nicht das Gefühl, sondern Sie haben das Gefühl. Sie können selbst entscheiden, was Sie damit machen.

Werden Sie neutraler Beobachter

Sie nehmen wahr, dass Krieger oder Hitzeblitz wieder versuchen, Besitz von Ihnen zu ergreifen? Sie sind kurz davor, vor Wut zu platzen? Stellen Sie sich einen Beobachter vor, der Sie von außen beobachtet. Er ist Ihr Freund. Er kann sehen, was Sie wahrnehmen und wie Sie darauf reagieren. Der äußere Beobachter kann Ihnen wichtige Fragen stellen, die Ihnen helfen, achtsamer zu sein und die Situation und sich selbst besser und genauer wahrzunehmen. Wichtige Fragen dabei sind:

- ✔ Was denke ich gerade?
- ✔ Was fühle ich gerade?
- ✔ Was will ich gerade?

Schritt 3: Cool bleiben. Wie können Sie es schaffen, Hitzeblitz und den Kämpfer in Schach zu halten? Versuchen Sie, cool zu bleiben. Wenn Hitzeblitz wiederauftaucht und Sie vor Wut schäumen und am liebsten die Welt in die Luft sprengen würden, dann helfen Ihnen die folgenden Übungen:

- **Gehen Sie physisch aus der Situation heraus,** wenn nötig, gehen Sie auf die Toilette. Das verschafft Ihnen Zeit. Sagen Sie zu sich: »Ich muss erst nachdenken, ich will dieses Gespräch jetzt nicht führen.« Auszeit ist das viel kleinere Übel als Kontrollverlust. Übrigens hilft es, sich in den Auszeiten zu bewegen, weil das Ihre innere Spannung reduziert.
- Sagen Sie sich: »Auszeit ist besser als Ausrasten.«

Weihen Sie Ihre Angehörigen ein

Erklären Sie Ihren Angehörigen, wenn es gerade nicht brennt, warum Sie in bestimmten Situationen eine Auszeit brauchen. Reden Sie mit Ihrem Partner oder Ihren Angehörigen darüber, dass Sie damit auch die anderen schützen wollen. Sagen Sie dazu, dass Sie zu einem späteren Zeitpunkt ein Gespräch führen möchten. Erklären Sie, dass Sie Grundsatzdiskussionen niemals im Kampfmodus führen wollen, da Sie in solchen Situationen sowieso für kein Argument zugänglich sind. Sagen Sie, dass Sie sich erst abkühlen müssen, um wirklich aufnahmefähig für die Sicht Ihres Gegenübers zu sein. Definieren Sie eine Zeit, wann Sie wiederkommen und das Ganze dann abgekühlt besprechen können.

Weitere hilfreiche Übungen sind die folgenden:

- **Beobachten Sie Ihren Atem.**
- **Ballen Sie Ihre Faust in der Tasche** und sagen Sie: »Meine Wut bleibt in meiner Faust!«
- In der Auszeit können Sie auch **Ihre Wut mit der Hand gegen eine Wand drücken.** Das ist immer besser, als die Wut gegen andere zu richten.
- Es hilft auch, eine **Stelle im Körper zu definieren, wo Sie Ruhe und Gelassenheit finden.** Sie können sich dafür, wenn es Ihnen gut geht, entspannt auf einen Stuhl setzen. Stellen Sie sich dann eine Situation vor, in der Sie ganz ruhig und entspannt waren, vielleicht eine Urlaubssituation am Meer oder einen Sonnenuntergang in den Bergen. Tauchen Sie ganz in diese Erinnerung ein und stellen Sie sich

vor, dass Sie diese Erinnerung zum Beispiel an Ihrem Daumen verankern. Anschließend können Sie trainieren, sich diese Situation immer wieder zurückzuholen, wenn Sie Ihren Daumen bewusst berühren.

- Sie können auch die **eigene Ablenkbarkeit ganz gezielt einsetzen.** Versuchen Sie, Ihren Scheinwerfer der Aufmerksamkeit bewusst auf einen anderen Fokus zu richten, etwa auf etwas Spannendes und Positives, und sagen Sie sich, dass Ihr Ärger vergehen wird.
- **Versuchen Sie einmal, innerlich zu lächeln.** Es hilft sehr, wenn man sich selbst nicht immer so ernst nimmt und auch mal über sich selbst lacht. Mit dem inneren Lächeln kann man den Terrier in die Flucht schlagen. Versuchen Sie, immer wieder auch zu lächeln, wenn Sie wütend sind. Man kann nicht gleichzeitig wütend sein und lächeln. Mit unserer Mimik verändern wir auch unser Verhalten und unser Erleben.

Sich nicht zu ärgern, spart Zeit

Das Trainieren des inneren Lächelns kommt übrigens aus dem Buddhismus. Es ist die Fähigkeit, auch in schwierigen Situationen mit Gelassenheit zu reagieren. Zugegeben, es braucht viel Übung, aber es lohnt sich. Zu guter Letzt kann man sich immer wieder bewusst machen, dass eine Minute, in der man sich ärgert oder aufregt, einen Verlust von sechzig kostbaren Sekunden bedeutet. Fragen Sie sich abends, wie lange Sie sich heute wieder von schlecht gelaunten Menschen die Laune haben verderben lassen.

Hier kommen die letzten Übungen zur Gefühlskontrolle.

- **Legen Sie das, was Sie ärgert oder kränkt, in Gedanken in kleine Kartons** und stellen Sie sich vor, dass Sie diese Päckchen von einem Heißluftballon einfach wegtragen lassen.
- **Sie können sich ein paar Sätze einprägen,** die Sie mit Gelassenheit verbinden. Versuchen Sie, sich an diese Sätze zu erinnern, oder erfinden Sie selbst welche, die Sie sich sagen können, wenn Ihre Gefühle wieder zu entgleisen drohen. Schreiben Sie Sätze auf, die Sie als hilfreich empfinden, um sie parat zu haben, wenn sich die Kampfgeister melden. Hier ein paar Ideen:

  - »Ich ziehe mir den Schuh nicht an!«
  - »Kleinen Lichtern soll man nicht so viel Bedeutung geben!«
  - »Arme Socke, der war aber schlecht gelaunt!«
  - »Ich gebe anderen keine Macht über mich.«
  - »Ich habe Mitgefühl mit diesem schwierigen Zeitgenossen, denn er leidet am meisten unter sich selbst.«
  - »Ich gebe den Kampfgeistern keine Macht mehr über mich.«

Ein wunderbares Wort in vielen Situationen ist »schade«. Man kann so viel damit sagen, ohne Vorwurf und Anklage und ohne zu kränken oder zu provozieren. Und doch macht es den anderen nachdenklich. Probieren Sie es einfach einmal aus, etwa: »Schade, dass du wieder so geschrien hast. Ich hätte mir gewünscht, dass …«

Oder: »Schade, dass du wieder den Abfalleimer nicht mit hinuntergenommen hast, jetzt muss ich ihn hinuntertragen.«
Wenn Sie wütend sind, **können Sie in Ihrer Vorstellung all Ihre Wut aus Ihrem Körper in Ihre rechte Faust ziehen.** Die Wut sammelt sich in Ihrer rechten Faust und verdichtet sich. Drücken Sie dazu die rechte Faust ganz fest zusammen. Wenn Sie das Gefühl haben, dass Ihre ganze Wut sich nun in Ihrer rechten Faust befindet, nehmen Sie die Wut bewusst wahr. Fühlen Sie genau, was die Wut mit Ihnen macht, auch welche körperlichen Empfindungen Sie dabei haben. Machen Sie sich dann bewusst, dass Sie nicht die Wut sind. Sagen Sie sich: »Ich *habe* Wut« (statt »Ich *bin* wütend«). Darum können Sie diese Wut jederzeit loslassen. Wenn Sie bereit sind, all die Wut loszulassen, dann öffnen Sie die rechte Faust und lassen Sie die Wut einfach gehen.
Sie können sich auch vorstellen, dass Sie **Ihre Gefühle wie Rauch aus sich hinausblasen.**

Geduld

Zu guter Letzt gilt: Haben Sie Geduld! Stellen Sie sich vor, dass Sie unabsichtlich immer wieder mal in Ihre alten Steinzeitmuster zurückgefallen sind. Diese Muster sind wie eine Autobahn in Ihrem Gehirn, auf die Sie aufgefahren sind. Wenn Sie feststellen, dass Sie schon wieder die alte Autobahn genommen haben, nehmen Sie die nächste Ausfahrt und verlassen Sie diese Autobahn wieder. Denn je länger Sie auf dieser falschen Autobahn fahren, desto schlechter wird Ihre Laune und desto eher feiern die Kampfgeister erneut ihren Sieg.
Entlassen Sie die Wut aus Ihrem Leben und machen Sie sich klar, dass Sie selbst bestimmen, wer Sie wütend macht und wie lange diese Wut anhält. Das ist dann Ihre innere Freiheit, denn Gefühle

zu haben, heißt dann nicht mehr, sich von ihnen bestimmen zu lassen und sie unkontrolliert in die Welt schleudern zu müssen. Sie selbst können entscheiden, Ihre Gefühle loszulassen.
Und wenn etwas nicht gut gelaufen ist, dann können Sie daraus etwas lernen. Das tun AD(H)S-Betroffene leider zu wenig, weil sie sich an die verrutschten Situationen so ungerne erinnern. Sie vergessen sie tatsächlich. Wenn Sie sich sagen können: »Dumm gelaufen, aber wenigstens habe ich etwas daraus gelernt«, dann war die Erfahrung nicht umsonst. Am allermeisten lernen wir aus unseren Fehlern. Und die Menschen, die uns besonders Probleme bereiten, sind unsere besten Lehrer. Sie geben uns die Möglichkeit, Geduld, Toleranz und Mitgefühl zu lernen und uns nicht aus unserer Fassung bringen zu lassen. Sie zeigen uns auch, was wir noch über uns und die Welt lernen müssen, damit wir das nächste Mal solche Situationen besser bewältigen.

Ihre Toolbox für Veränderungen

Hier kommen die Merkzettel für Ihre Toolbox.

- ✔ Wenn der Ärger hochkocht, sage ich mir: »Wer mich ärgert und wie lange, entscheide ich selbst.«
- ✔ Ich bin nicht das Gefühl, sondern ich habe das Gefühl, und ich kann es wieder loslassen.
- ✔ Gelassenheit ist ein Geschenk, das ich mir selbst mache.
- ✔ Ich verzichte darauf, recht zu haben und zu siegen. Es ist beides wertlos.

- ✔ Ich glaube meiner Alarmanlage nicht unhinterfragt, sondern frage noch einmal nach: »Wie hast du das gemeint?«
- ✔ Stopp! Ich denke erst nach und reagiere nicht sofort.
- ✔ Ich nehme meine Gefühle wahr, benenne sie, bewerte sie nicht und lasse sie dann los.
- ✔ Ich nehme mir eine Auszeit, statt auszurasten.
- ✔ Wenn ich mich an etwas festbeiße, erschaffe ich Leid.

ZUSAMMENFASSUNG

- → **Die AD(H)S-Plagegeister wirken alle auf ihre eigene Weise.**
- → **Je besser Sie Ihre Plagegeister kennen, desto eher können Sie etwas gegen sie tun.**
- → **Je bewusster Sie üben, sich besser zu steuern und zu kontrollieren, umso häufiger werden Sie Ihre AD(H)S-Plagegeister in den Griff bekommen.**

NACHWORT

So, nun sind wir am Ende angekommen. Es bleibt mir noch, Ihnen alles Gute mit Ihrer AD(H)S zu wünschen. Ich hoffe, dass ich Ihnen mehr über Ihre eigenen Fähigkeiten berichten konnte und über Ihre besondere Art, zu sein. Es hilft so sehr, wenn Sie sich besser verstehen und auch anderen erklären können, was bei Ihnen anders ist. AD(H)S ist neurodivers und niemand hat daran Schuld. AD(H)S ist einfach anders. Sie haben ein anderes Stärke-und-Schwächeprofil.
Ich wünsche Ihnen, dass Sie mit Ihren Besonderheiten einen guten Platz in Ihrem Leben finden. Es sollte kein langweiliger und monotoner Platz sein. Sie werden in Ihrem Leben immer mehr Bewegung, Spannung und Abwechslung brauchen als andere Menschen.
Ich wünsche Ihnen, dass Sie Ihre Kreativität und Originalität nutzen können und Sie sich den Herausforderungen stellen, die die Sonderedition AD(H)S mit sich bringt. Ich wünsche Ihnen auch, dass Sie immer öfter die Kontrolle über Ihre AD(H)S-Plagegeister bekommen. Ich weiß genau, dass AD(H)S auch ganz viele großartige Seiten hat, und weil ich von diesen positiven Seiten so sehr profitiere, würde ich meine AD(H)S nicht hergeben wollen. Ich wünsche Ihnen, dass Sie Ihre Flexibilität als etwas Bereicherndes begreifen und nutzen können.
Ich wünsche Ihnen, dass Sie AD(H)S als Chance sehen. Was Ihnen dabei helfen kann, sind Humor, Gelassenheit, Kontrolle und Regeln und sich selbst nicht immer so wichtig zu nehmen. Ganz besonders hilfreich sind das innere Lächeln und die Akzeptanz der eigenen Unvollkommenheit und die Ihrer Mitmenschen.
Denken Sie stets daran: Das einzig Vorhersehbare bei AD(H)S ist das Unvorhersehbare!

Astrid Neuy-Lobkowicz

ANHANG

LITERATURLISTE

Russell Barkley: *Das große ADHS-Handbuch für Eltern. Verantwortung übernehmen für Kinder mit Aufmerksamkeitsdefizit und Hyperaktivität.* Hogrefe, 2022

Roberto D'Amelio, Wolfgang Retz, Alexandra Philipsen und Michael Rösler: *ADHS im Erwachsenenalter. Strategien und Hilfen für die Alltagsbewältigung.* Kohlhammer, 2021

Nina Haible-Baer und Peter Kirsch: *Alles nach Plan. ADHS im Erwachsenenalter meistern.* BELTZ, 2023

Thom Hartmann: *Eine andere Art, die Welt zu sehen. Das Aufmerksamkeits-Defizit-Syndrom (»Attention Deficit Disorder«)* ADD. Schmidt-Römhild, 2009

Johanna Krause und Klaus-Henning Krause: *ADHS im Erwachsenenalter. Symptome, Differentialdiagnose, Therapie.* Schattauer, 2018

Heiner Lachenmeier: *Mit ADHS erfolgreich im Beruf. So wandeln Sie vermeintliche Schwächen in Stärken um.* Springer Berlin, 2021

Cordula Neuhaus: *ADHS bei Kindern, Jugendlichen und Erwachsenen. Symptome, Ursachen, Diagnose und Behandlung.* Kohlhammer, 2023

Astrid Neuy-Lobkowicz: *ADHS – erfolgreiche Strategien für Erwachsene und Kinder.* Klett-Cotta, 2023

Elisabeth Nyberg, Maria Hofecker-Fallahpour und Rolf-Dieter Stieglitz: *Ratgeber ADHS bei Erwachsenen. Informationen für Betroffene und Angehörige.* Hogrefe, 2013

Doris Rawak: *ADHS bei Frauen – den Gefühlen ausgeliefert.* Hogrefe, 2017.

ANLAUFSTELLEN

ADHS Deutschland e.V.

Bundesweit organisierte Selbsthilfegruppe mit einem umfangreichen Angebot an Informationen und Broschüren zu *AD(H)S im Allgemeinen und AD(H)S bei Erwachsenen*
www.ADHS-Deutschland.de

Informationsangebote und Broschüren zu AD(H)S:

»ADHS hat viele Gesichter«
www.takeda-adhs.de
www.takeda-adhs.de/erwachsene/services/
»Gemeinsam ADHS begegnen«
www.adhs-infoportal.de/adhs-bei-erwachsenen
»Mehr vom Tag«
www.janssenmedicalcloud.de
zentrales adhs-netz
Bundesweites Netzwerk zur Verbesserung der Versorgung von ADHS-Patienten
www.zentrales-adhs-netz.de
Infoportal ADHS
Bundesweites Netzwerk zur Verbesserung der Versorgung von ADHS-Patienten
www.adhs.info
ADHS Pedia
Enzyklopädie zum Theme AD(H)S
www.adhspedia.de

SOCIAL MEDIA

Facebook

Hilfe, mein Kind hat ADS/ADHS
https://www.facebook.com/groups/262442303793438/
ADHS – anders normal
https://www.facebook.com/groups/249440075387340/
ADS/ADHS bei Kindern – ADS/ADHS bei Erwachsenen
https://www.facebook.com/adhs.bei.Kindern.Erwachsenen/
ADHS Deutschland:
https://www.facebook.com/Aufmerksam.fuer.Menschen/

Instagram

Spektrum Frau
https://www.instagram.com/spektrumfrau/
Kirmes im Kopf
https://www.instagram.com/kirmesimkopf/
ADHS Deutschland
https://www.instagram.com/adhs_deutschland/
Geprüfte AD(H)S-Apps
ADHS Flow, erhältlich über www.adhs-flow.de/
HeadApp, weitere Informationen unter www.headapp.com/de/startseite/
MyTherapy, weitere Informationen unter www.mytherapyapp.com/de/adhs-eine-app-entlastet-sie-und-ihr-kind-bei-der-behandlung
ADHS-Kids von BELTZ, erhältlich für Android und iOS

QUELLEN

[1] Erskine, H. E. et al.: »Long-Term Outcomes of Attention-Deficit/Hyperactivity Disorder and Conduct Disorder: A Systematic Review and Meta-Analysis.« *J Am Acad Child Adolesc Psychiatry*. Oktober 2016;55(10):841-50. doi: 10.1016/j.jaac.2016.06.016.

[2] Shaw, P., Stringaris, A., Nigg, J., Leibenluft, E.: »Emotion Dysregulation in Attention Deficit Hyperactivity Disorder.« *Focus (Am Psychiatr Publ)*. Januar 2016;14(1):127-144. doi: 10.1176/appi.focus.140102.

[3] Danckaerts, M. et al.: »The quality of life of children with attention deficit/hyperactivity disorder: a systematic review.« *Eur Child Adolesc Psychiatry*. Februar 2010;19(2):83-105. doi: 10.1007/s00787-009-0046-3.

[4] Jensen, C. M., Steinhausen, H. C.: »Comorbid mental disorders in children and adolescents with attention-deficit/hyperactivity disorder in a large nationwide study.« *Atten Defic Hyperact Disord*. März 2015;7(1):27-38. doi: 10.1007/s12402-014-0142-1; Taurines, R. et al.: »Developmental comorbidity in attention-deficit/hyperactivity disorder.« *Atten Defic Hyperact Disord*. Dezember 2010;2(4):267-89. doi: 10.1007/s12402-010-0040-0.

[5] Thom Hartmann: *ADHD. A Hunter in a Farmer's World*. Healing Arts Press 2019

[6] Russell A. Barkley: *Attention-Deficit Hyperactivity Disorder: A Handbook for Diagnosis and Treatment*. Guildford Verlag, 2015

[7] Biederman, J., Faraone, S. V.: »Attention-deficit hyperactivity disorder.« *Lancet*. 16.–22. Juli 2005;366(9481), S. 237–48. doi: 10.1016/S0140-6736(05)66915-2; Faraone, S. V., Larsson, H.: »Genetics of attention deficit hyperactivity disorder.« *Mol Psychiatry*. 24. April 2019; (4):562-575. doi: 10.1038/s41380-018-0070-0.

[8] Faraone, S. V., Biederman, J. »Neurobiology of attention-deficit hyperactivity disorder.« *Biol Psychiatry*. 1998 Nov 15;44(10):951–8. https://doi.org/10.1016/S0006-3223(98)00240-6

[9] Biederman, J. et al.: »Familial association between attention deficit disorder and anxiety disorders.« *Am J Psychiatry*. Februar 1991;148(2):251-6. doi: 10.1176/ajp.148.2.251; Faraone, S. V.: »Attention-deficit/hyperactivity disorder.« *Nat Rev Dis Primers*. 6. August 2015;1:15020. doi: 10.1038/nrdp.2015.20; Thapar, A., Cooper, M.: »Attention deficit hyperactivity disorder.« *Lancet*. 19. März 2016;387(10024):1240-50. doi: 10.1016/S0140-6736(15)00238-X.

[10] Castellanos, F. X. et al.: »Developmental trajectories of brain volume abnormalities in children and adolescents with attention-deficit/hyperactivity disorder.« *JAMA*. 9. Oktober 2002;288(14):1740-8. doi: 10.1001/jama.288.14.1740.

[11] Masuch, T. V., Bea, M., Alm, B. et al.: »Internalized stigma, anticipated discrimination and perceived public stigma in adults with ADHD.«

ADHD Atten Def Hyp Disord 11, 211–220 (2019). https://doi.org/10.1007/s12402-018-0274-9

12 Christoffersen, M. N.: »Violent crime against children with disabilities: A nationwide prospective birth cohort-study.« *Child Abuse Negl.* Dezember 2019;98:104150. doi: 10.1016/j.chiabu.2019.104150.

13 Faraone, S. V.: »Attention-deficit/hyperactivity disorder.« *Nat Rev Dis Primers.* 6. August 2015;1:15020. doi: 10.1038/nrdp.2015.20.

14 Dalsgaard, Søren et al. »Mortality in children, adolescents, and adults with attention deficit hyperactivity disorder: a nationwide cohort study«, *The Lancet.* 25. Februar 2015; Volume 385, Issue 9983, S. 2190–96. https://doi.org/10.1016/S0140-6736(14)61684-6

15 Mohr-Jensen, C., Müller Bisgaard, C., Boldsen, S. K., Steinhausen, H. C.: »Attention-Deficit/Hyperactivity Disorder in Childhood and Adolescence and the Risk of Crime in Young Adulthood in a Danish Nationwide Study.« *J Am Acad Child Adolesc Psychiatry.* April 2019;58(4):443-452. doi: 10.1016/j.jaac.2018.11.016.

16 Lichtenstein, P. et al.: »Medication for attention deficit-hyperactivity disorder and criminality.« *N Engl J Med.* 22. November 2012;367(21):2006-14. doi: 10.1056/NEJMoa1203241.

17 Gudjonsson, G. H. et al.: »A national epidemiological study investigating risk factors for police interrogation and false confession among juveniles and young persons.« *Soc Psychiatry Psychiatr Epidemiol.* März 2016;51(3):359-67. doi: 10.1007/s00127-015-1145-8.

18 Lichtenstein, P. et al.: »Medication for attention deficit-hyperactivity disorder and criminality.« *N Engl J Med.* 22. November 2012;367(21):2006-14. doi: 10.1056/NEJMoa1203241.

19 Biederman, J. et al.: »Functional impairments in adults with self-reports of diagnosed ADHD: A controlled study of 1001 adults in the community.« *J Clin Psychiatry.* April 2006;67(4):524-40. doi: 10.4088/jcp.v67n0403; Murphy, K., Barkley, R. A.: »Attention deficit hyperactivity disorder adults: comorbidities and adaptive impairments.« *Compr Psychiatry.* November/Dezember1996;37(6):393-401. doi: 10.1016/s0010-440x(96)90022-x.

20 Young, S.et al.: »Let's Talk about Sex… and ADHD: Findings from an Anonymous Online Survey.« *Int J Environ Res Public Health.* 22. Januar 2023;20(3):2037. doi: 10.3390/ijerph20032037.

21 Benedict, F. T., Vivier, P. M., Gjelsvik, A.: »Mental health and bullying in the United States among children aged 6 to 17 years.« *J Interpers Violence.* März 2015;30(5):782-95. doi: 10.1177/0886260514536279.

22 Peter Teuschel, Klaus Werner Heuschen: *Bullying –bei Kindern und Jugendlichen.* Schattauer Verlag, 2018

23 Biederman, J. et al.: »Functional impairments in adults with self-reports of diagnosed ADHD: A controlled study of 1001 adults in the community.« *J Clin Psychiatry.* April 2006;67(4):524-40. doi: 10.4088/jcp.v67n0403

[24] Fitzgerald, C., Dalsgaard, S., Nordentoft, M., Erlangsen, A.: »Suicidal behaviour among persons with attention-deficit hyperactivity disorder.« *Br J Psychiatry*. 7. Juni 2019:1-6. doi: 10.1192/bjp.2019.128.

[25] Septier, M. et al.: »Association between suicidal spectrum behaviors and Attention-Deficit/Hyperactivity Disorder: A systematic review and meta-analysis.« *Neurosci Biobehav Rev.* August 2019;103:109-118. doi: 10.1016/j.neubiorev.2019.05.022.

[26] Lai, M. C., Baron-Cohen, S.: »Identifying the lost generation of adults with autism spectrum conditions.« *Lancet Psychiatry*. 2015 Nov;2(11), S. 1013–27. doi: 10.1016/S2215-0366(15)00277-1. PMID: 26544750.

[27] Chen, M. H. et al.: »Risk of Type 2 Diabetes in Adolescents and Young Adults With Attention-Deficit/Hyperactivity Disorder: A Nationwide Longitudinal Study.« *J Clin Psychiatry*. Mai/Juni 2018;79(3):17m11607. doi: 10.4088/JCP.17m11607.

[28] Bertelsen, E. N. et al.: »Childhood Epilepsy, Febrile Seizures, and Subsequent Risk of ADHD.« *Pediatrics*. August 2016;138(2):e20154654. doi: 10.1542/peds.2015-4654.

[29] Kittel-Schneider, S. et al.: »Non-mental diseases associated with ADHD across the lifespan: Fidgety Philipp and Pippi Longstocking at risk of multimorbidity?« *Neurosci Biobehav Rev.* Januar 2022;132:1157-1180. doi: 10.1016/j.neubiorev.2021.10.035.

[30] Lebwohl, B. et al.: »Psychiatric Disorders in Patients With a Diagnosis of Celiac Disease During Childhood From 1973 to 2016.« *Clin Gastroenterol Hepatol.* Oktober 2021;19(10):2093-2101.e13. doi: 10.1016/j.cgh.2020.08.018.

[31] Estévez-Lamorte, N. et al.: »Adult attention-deficit/hyperactivity disorder, risky substance use and substance use disorders: a follow-up study among young men.« *European Archives of Psychiatry and Clinical Neuroscience*, 1-13.

[32] Luderer, M., Kiefer, F., Reif, A., Moggi, F.: »ADHS bei erwachsenen Patienten mit Substanzkonsumstörungen.« *Der Nervenarzt*. 2019, S. 926–931; doi:10.1007/s00115-019-0779-2

[33] Erskine, H. E. et al. : »Long-Term Outcomes of Attention-Deficit/Hyperactivity Disorder and Conduct Disorder: A Systematic Review and Meta-Analysis.« *J Am Acad Child Adolesc Psychiatry*. Oktober 2016;55(10):841-50. doi: 10.1016/j.jaac.2016.06.016.

[34] Chang, Z. et al.: »Stimulant ADHD medication and risk for substance abuse.« *J Child Psychol Psychiatry*. August 2014;55(8):878-85. doi: 10.1111/jcpp.12164.

[35] Barkley, R. A., Fischer, M.: »Hyperactive Child Syndrome and Estimated Life Expectancy at Young Adult Follow-Up: The Role of ADHD Persistence and Other Potential Predictors.« *J Atten Disord.* Juli 2019;23(9):907-923. doi: 10.1177/1087054718816164.

[36] Chen, M. H. et al.: »Risk of Type 2 Diabetes in Adolescents and Young Adults With Attention-Deficit/Hyperactivity Disorder: A Nationwide

Longitudinal Study.« *J Clin Psychiatry*. Mai/Juni 2018;79(3):17m11607. doi: 10.4088/JCP.17m11607

37 »S3-Leitlinie ADHS bei Kindern, Jugendlichen und Erwachsenen«, online unter: https://register.awmf.org/de/leitlinien/detail/028-045 (zuletzt aufgerufen am 13.6.2023)

38 Kooij, S. J. et al.: »European consensus statement on diagnosis and treatment of adult ADHD: The European Network Adult ADHD.« *BMC Psychiatry*. 3. September 2010;10:67. doi: 10.1186/1471-244X-10-67.

39 Philipsen A. et al.: »Comparison of Methylphenidate and Psychotherapy in Adult ADHD Study (COMPAS) Consortium. Effects of Group Psychotherapy, Individual Counseling, Methylphenidate, and Placebo in the Treatment of Adult Attention-Deficit/Hyperactivity Disorder: A Randomized Clinical Trial.« *JAMA Psychiatry*. Dezember 2015;72(12):1199-210. doi: 10.1001/jamapsychiatry.2015.2146.

40 Biederman, J. et al.: »Young adult outcome of attention deficit hyperactivity disorder: a controlled 10-year follow-up study.« *Psychol Med*. Februar 2006;36(2):167-79. doi: 10.1017/S0033291705006410.

41 Ziereis, S., Jansen, P.: »Effects of physical activity on executive function and motor performance in children with ADHD.« *Res Dev Disabil*. März 2015;38:181-91. doi: 10.1016/j.ridd.2014.12.005.

42 Deberdt, W. et al.: »Prevalence of ADHD in nonpsychotic adult psychiatric care (ADPSYC): A multinational cross-sectional study in Europe.« *BMC Psychiatry*. 13. Oktober 2015;15:242. doi: 10.1186/s12888-015-0624-5.

43 Libutzki, B. et al.: »Direct medical costs of ADHD and its comorbid conditions on basis of a claims data analysis.« *Eur Psychiatry*. Mai 2019;58:38-44. doi: 10.1016/j.eurpsy.2019.01.019.

44 Barkley, R. A., Fischer, M.: »Hyperactive Child Syndrome and Estimated Life Expectancy at Young Adult Follow-Up: The Role of ADHD Persistence and Other Potential Predictors.« *J Atten Disord*. Juli 2019;23(9):907-923. doi: 10.1177/1087054718816164

45 Cortese, S. et al.: »European ADHD Guidelines Group. Practitioner review: current best practice in the management of adverse events during treatment with ADHD medications in children and adolescents.« *J Child Psychol Psychiatry*. März 2013;54(3):227-46. doi: 10.1111/jcpp.12036; Man, K. K. et al.: »Methylphenidate and the risk of trauma.« *Pediatrics*. Januar 2015;135(1):40-8. doi: 10.1542/peds.2014-1738.

46 Dalsgaard, Søren et al. »Mortality in children, adolescents, and adults with attention deficit hyperactivity disorder: a nationwide cohort study«, *The Lancet*. 25. Februar 2015; Volume 385, Issue 9983, S. 2190–96. https://doi.org/10.1016/S0140-6736(14)61684-6

47 Ghirardi L. et al.: »Use of medication for attention-deficit/hyperactivity disorder and risk of unintentional injuries in children and adolescents with co-occurring neurodevelopmental disorders.« *J Child Psychol Psychiatry*. Februar 2020;61(2):140-147. doi: 10.1111/jcpp.13136.

REGISTER

E

F

G

H

I

K

L

M

LIEBE LESERINNEN UND LESER,
wir wollen Ihnen mit diesem Buch Informationen und Anregungen geben, um Ihnen das Leben zu erleichtern oder Sie zu inspirieren, Neues auszuprobieren. Wir achten bei der Erstellung unserer Bücher auf Aktualität und stellen höchste Ansprüche an Inhalt und Gestaltung. Alle Anleitungen und Rezepte werden von unseren Autoren, jeweils Experten auf ihren Gebieten, gewissenhaft erstellt und von unseren Redakteur*innen mit größter Sorgfalt ausgewählt und geprüft.

Haben wir Ihre Erwartungen erfüllt? Sind Sie mit diesem Buch und seinen Inhalten zufrieden? Wir freuen uns auf Ihre Rückmeldung. Und wir freuen uns, wenn Sie diesen Titel weiterempfehlen, in Ihrem Freundeskreis oder bei Ihrem Online-Kauf.

Sollten wir Ihre Erwartungen so gar nicht erfüllt haben, tauschen wir Ihnen Ihr Buch jederzeit gegen ein gleichwertiges zum gleichen oder ähnlichen Thema um.

KONTAKT ZUM LESERSERVICE
GRÄFE UND UNZER VERLAG
Grillparzerstraße 12
81675 München
www.gu.de

Ein Unternehmen der GANSKE VERLAGSGRUPPE

GU ist eine eingetragene Marke der GRÄFE UND UNZER VERLAG GmbH, www.gu.de

ISBN 978-3-8338-9011-6
1. Auflage 2023

Projektleitung: Franziska Daub
Lektorat: Silke Panten
Bildredaktion: Simone Hoffmann
Umschlaggestaltung und Layout: ki36 Editorial Design, München, Sabine Skrobek, Stephanie Reindl
Satz: Christopher Hammond
Herstellung: Renate Hutt
Reproduktion: Ludwig:media, Zell am See
Druck und Bindung: Livonia Print, Lettland

Bildnachweis:
Cover: iStockphoto
Adobe Stock: S. 29, 131 (3), 136 (Wh.), 157 o., 160 (Wh.), 172 (Wh.) 186, iStockphoto: S. 1 (Wh.), 18, 43 (Wh.), 47, 53, 54 (Wh.), 92, 131 li. o., 157 u., 158 (2), 174 (Wh.), 193 (Wh.), 195 (Wh.);
Autorenfoto: privat

Syndication: Image Professionals

Wichtiger Hinweis
Die Gedanken, Methoden und Anregungen in diesem Buch stellen die Meinung bzw. Erfahrung der Verfasserin dar. Sie wurden von der Autorin nach bestem Wissen erstellt und mit größtmöglicher Sorgfalt geprüft. Sie bieten jedoch keinen Ersatz für persönlichen kompetenten medizinischen Rat. Jede Leserin, jeder Leser ist für das eigene Tun und Lassen auch weiterhin selbst verantwortlich. Weder Autorin noch Verlag können für eventuelle Nachteile oder Schäden, die aus den im Buch gegebenen praktischen Hinweisen resultieren, eine Haftung übernehmen.

Die GU-Homepage finden Sie unter www.gu.de.